70歳からの かる〜い 1分筋トレ&ストレッチ

ストレッチ専門店「ストレチックス」本部代表
世界最多数ストレッチスタジオ「StretchLab」日本本部アドバイザー
山口晃二

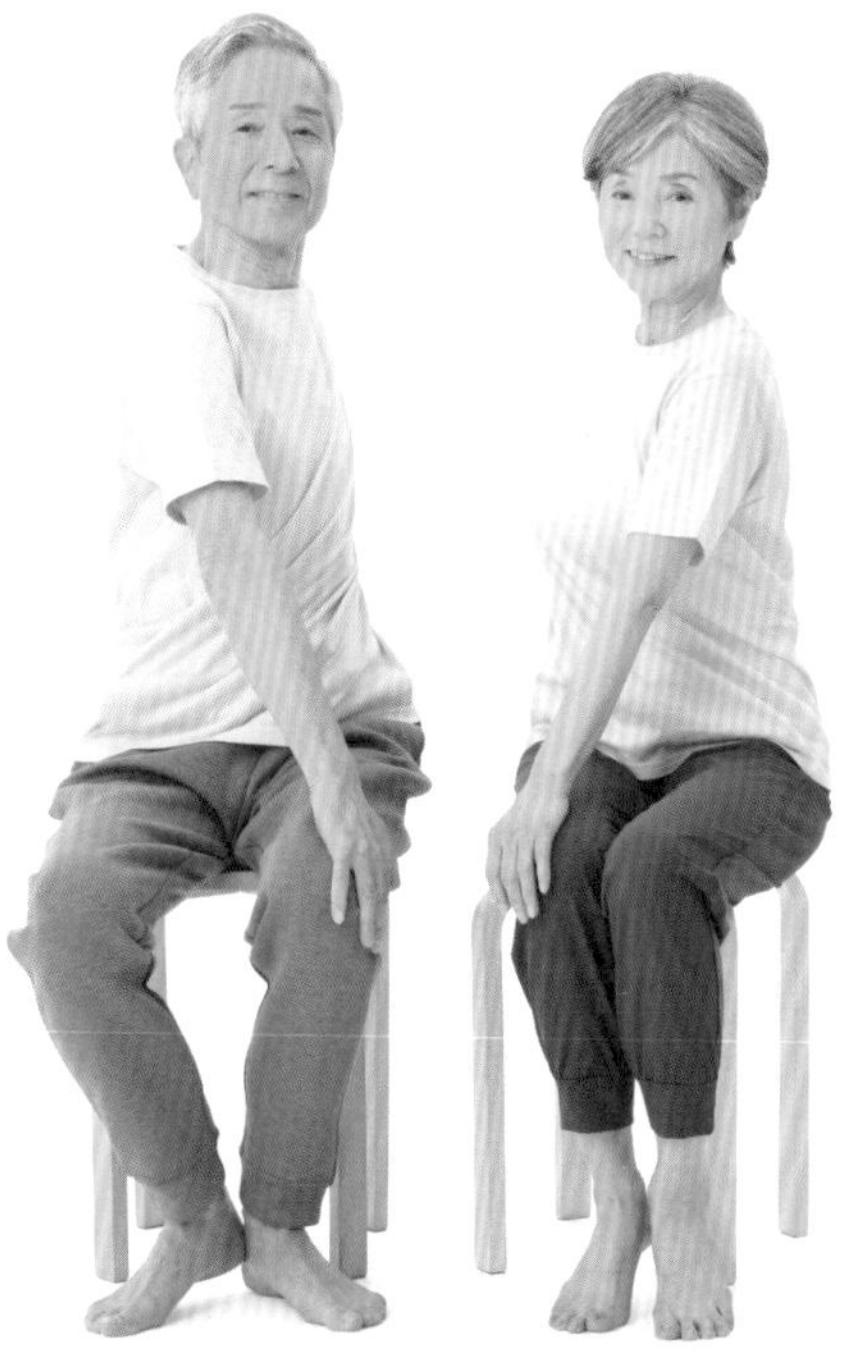

家の光協会

はじめに

その不調、「齢《とし》のせい」で終わらせない。ストレッチと筋トレで「10年前のカラダ」を取り戻す！

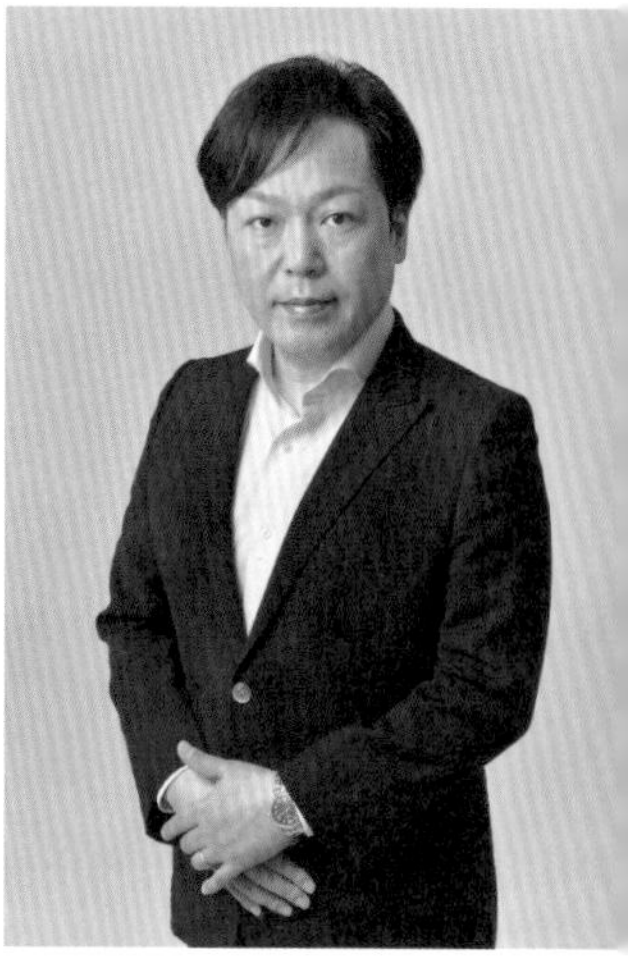

ストレッチ専門店
「ストレチックス」本部代表／
世界最多数ストレッチ
スタジオ「StretchLab」
日本本部アドバイザー

山口晃二

1975年、新潟県生まれ。介護予防・予防医療の促進を目的に2014年に住宅街立地型のストレッチ専門店「ストレチックス」1号店を東京・大塚に開業し、現在12店舗を全国展開中。2015年にアメリカ・カリフォルニアで誕生し、全米300店舗超を展開中の「ストレッチラボ」日本展開権を取得。日本本部代表として、2023年夏に1号店を開業準備中。

「ヒザが痛いので、病院で診てもらったら〝加齢が原因〟って言われたの」

「おぉ、おつらいですね。で、病院の先生はどうしたらいいと？」

「それがね。〝加齢によるものなので〟軽い運動とストレッチをしてと」

「なるほど。で、どんな運動とストレッチをすすめられたのですか？」

「それがね……。何も教えてくれなかったのよ(泣)」

こうした高齢の方々が、ストレッチ専門店の当店に駆け込んでこられます。

病院での診察があっという間で、具体的なアドバイスをもらえなかった。その後、整骨院に足を運んで、具体的なストレッチや筋トレの方法を教わったけれど、自分一人ではうまくいかない、続けられないということから、弊社を頼っていらっしゃるのです。

お医者さんや柔道整復師の先生が言う「加齢に伴う……」という言葉は、医学的・生物学的な見地からの発言でしょうが、言われる側としては、大変ショックなものです。

ご本人は何とか原因を把握して、治したいと思って、先生にすがったのに「年が年なんだから、ヒザや腰に痛みが出るのはしょうがないよね。あきらめて」と、門前払いされた気持ちになるのです（先生たちに悪気はないのでしょうが……）。

でも、『齢のせい』じゃないんです！ 齢をとり〝何もしなければ〟筋肉は弱り、硬くなり、痛みが出ることもありますが、ちゃんとメンテナンスをしている方は、適度な筋肉量と柔軟性をキープしています。大俳優さん・大女優さんが、いつまでも若々しいのは、定期的な筋トレやストレッチを習慣的に行っているおかげだというのは有名な話です。それを考えると「加齢に伴う……」で片づけられるのは、たいへん残念なことです。

そこで高齢者のみなさんのために「疲れが抜けない」「関節が痛い」「腰がダルい」「足がむくむ」など、具体的なお悩みに寄り添って、解決方法をご提案したい。

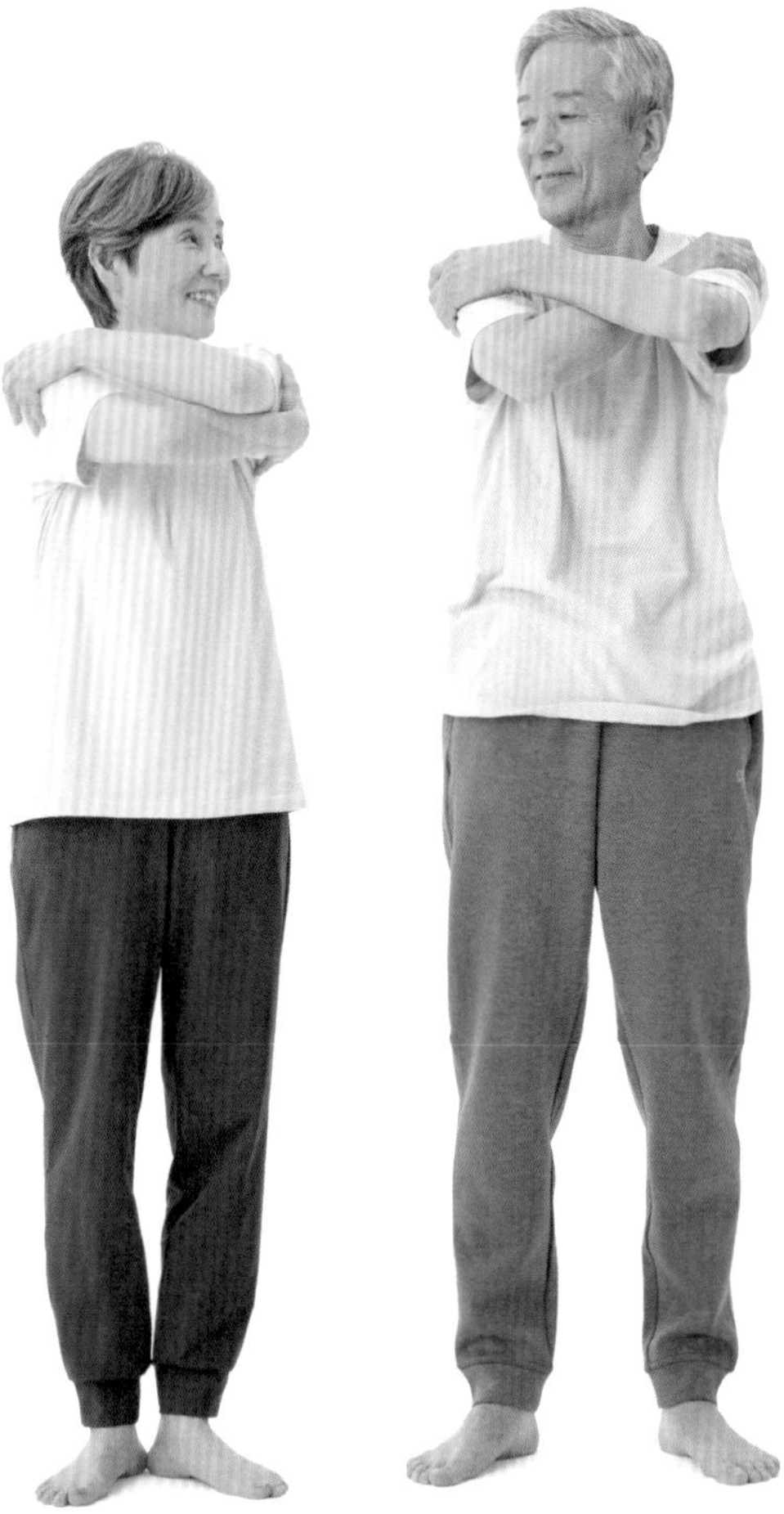

ふだん、わたしたちがお客様にお話ししていることを一人でも多くの方に伝えたい。そんな想いから、不調解消をテーマとした本書を書かせていただくことになりました。

「一生涯現役」でお過ごしいただくことは、ご本人のみならず、ご家族や地域社会をハッピーにすることにもつながります。ご自身のため、ご自身の大切なご家族や地域のために、本書が「健康維持・増進」の一助になれば幸いです。

Contents

はじめに ……… 2
その不調、「齢《とし》のせい」で終わらせない。
ストレッチと筋トレで「10年前のカラダ」を取り戻す！

この本の見方 ……… 8

Part 1 ストレッチと筋トレがカラダの不調に効くワケ

年齢を重ねると、どうしてあちこちに不調が起こるの？ ……… 10
ストレッチと筋トレが、コリと痛みに効く理由 ……… 12
ストレッチと筋トレのさまざまなメリット ……… 14
ストレッチと筋トレのルールとポイント ……… 18
本書に登場する４つの運動 ……… 20

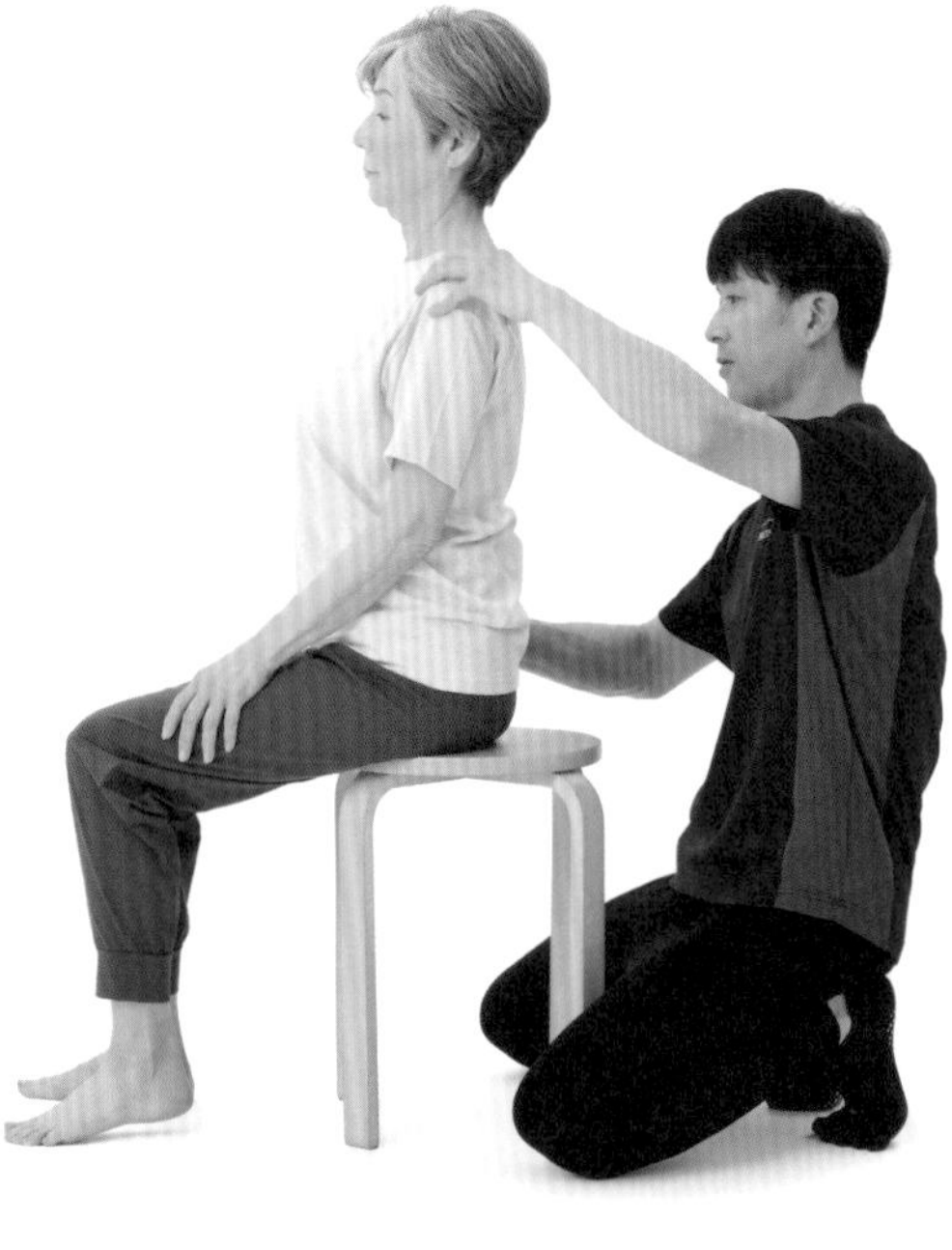

STAFF
装丁・デザイン　中島三徳
撮影　菊地 菫
イラスト　中村知史
撮影モデル　毛利幸夫
おぐまる
ヘアメイク　平本由起子
スタイリング　大石ともこ
校正　ペーパーハウス

Part 2

体のお悩みをスッキリ解決する38の運動

腰

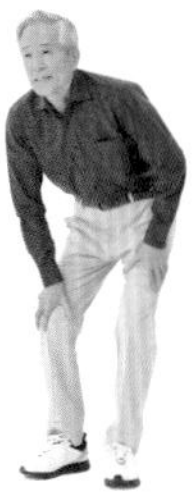

1 前かがみになると、いや～な痛みが腰に出る……22

静的ストレッチ　よつんばい背中広げ……23

静的ストレッチ　タオルもも裏伸ばし……24

筋トレ　椅子スクワットキープ……25

2 腰を反らせると、強い不快感がある……26

静的ストレッチ　仰向け肩さげストレッチ……27

静的ストレッチ　太もも付け根広げストレッチ……28

筋トレ　おしりあげ呼吸……29

3 座っていると、なんだか腰がダル～くなってくる……30

動的ストレッチ　丸まるシャッキリストレッチ……31

首・肩

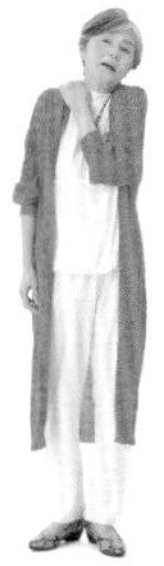

1 うなじのまわりがカチコチで振り向けない……32

静的ストレッチ　下向き首伸ばし……33

動的ストレッチ　タオルde首回しストレッチ……34

筋トレ　首から下の回旋運動……35

2 首と肩がまるで岩!……36

静的ストレッチ　首の傾け伸ばしストレッチ……37

動的ストレッチ　斜めスライド肩ストレッチ……38

筋トレ　肩すくめ運動……39

3 「四十肩・五十肩」で、腕が動かしづらい……40

動的ストレッチ　ワイパーストレッチ……41

筋トレ　壁グイプッシュ……42

筋トレ　両腕持ちあげ運動……43

4 肩を回そうとすると引っかかる感じがある……44

動的ストレッチ　肩グイングインストレッチ……45

動的ストレッチ　ハグウェルカムストレッチ……46

動的ストレッチ　肩から手のひら返しストレッチ……47

Contents

背中

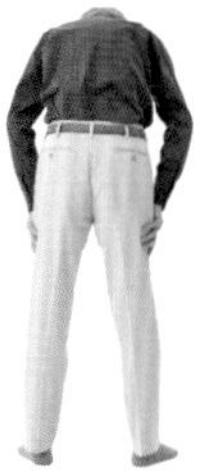

1 背中がガチガチに強張って鉄板みたい …… 48
- 静的ストレッチ　頭グイ体ひねりストレッチ …… 49
- 動的ストレッチ　寝転び窓ふきストレッチ …… 50
- 動的ストレッチ　後ろワイパーストレッチ …… 51

2 周囲から「猫背」だと言われる …… 52
- 静的ストレッチ　背中広げ壁プッシュストレッチ …… 53
- 静的ストレッチ　ツイスト広げストレッチ …… 54
- 筋トレ　タオル引き下げ運動 …… 55

手

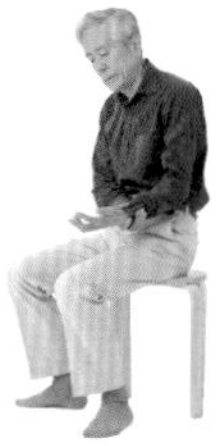

1 手がしっかり開かず、物をつかみにくい …… 56
- 静的ストレッチ　指先反らしストレッチ …… 57

2 腕がだるくて力を込めづらい …… 58
- 静的ストレッチ　キョンシーストレッチ …… 59

足

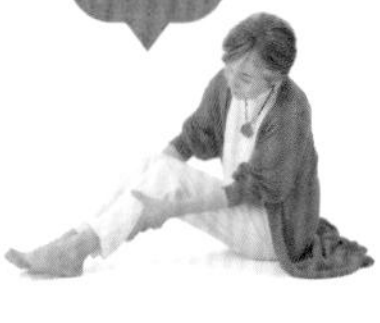

1 太ももが上がらなくて少しの段差でつまずく …… 60
- 静的ストレッチ　太ももレの字ストレッチ …… 61
- 静的ストレッチ　斜め踏み込みストレッチ …… 62
- 筋トレ　カエル足運動 …… 63

2 膝の曲げ伸ばしがとにかくキツイ …… 64
- リリース　膝のお皿スライドリリース …… 65
- 動的ストレッチ　膝下グルグル回し …… 66
- 動的ストレッチ　膝裏曲げ伸ばしほぐし …… 67

3 たまのお出かけの後、膝の内側が痛くなる …… 68
- 静的ストレッチ　足伸ばしゴメンネストレッチ …… 69

4 歩くときの一歩一歩が遅くなってきた …… 70
- リリース　かかとほぐし …… 71
- リリース　アキレス腱ほぐし …… 71

5 夕方になると、ふくらはぎがむくんでパンパンに …… 72
- 筋トレ　つま先&かかと立ち …… 73

目・頭

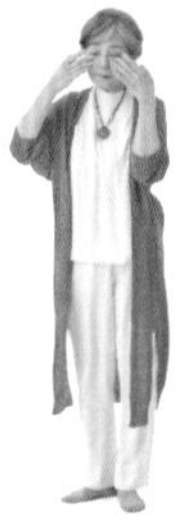

1 ショボショボする「疲れ目」がなかなかとれない …… 74
リリース　おでこほぐし …… 75
2 頭が前に突き出してあごが浮いてしまう …… 76
筋トレ　タオルde頭まっすぐ …… 77

おわりに

おわりに …… 78
● フィットネス先進国アメリカの最新トレンドは「ストレッチ」？
● LIVE LONG & SET YOUR BODY FREE 一生涯、自由で快適なカラダを

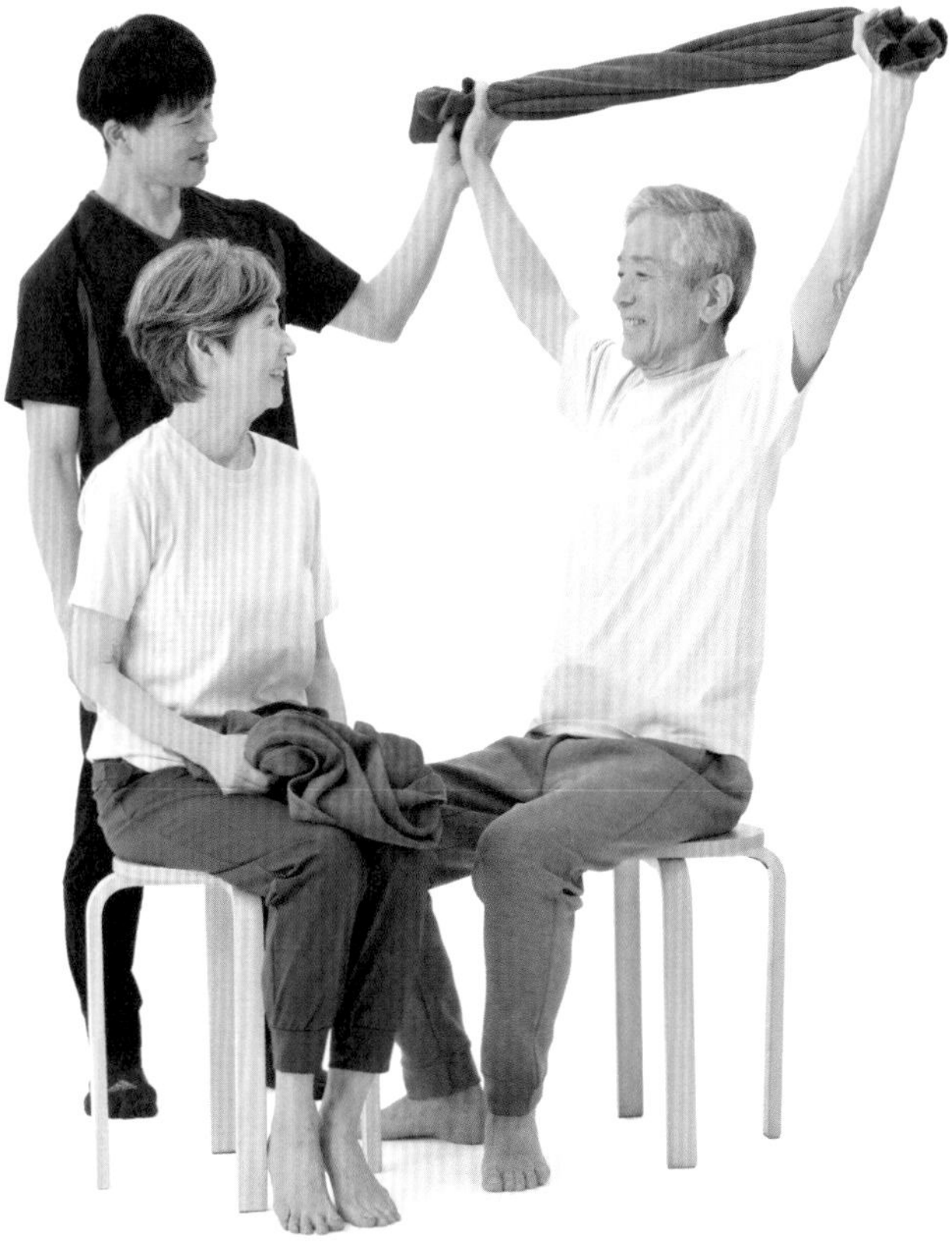

本書のモデル

毛利幸夫（写真・手前右）

モデル事務所プレステージ所属。もの静かな表情から優しい笑顔まで幅の広い表現力を持ち、多数のテレビ・CM・スチールで活躍中。4年前に右肩を脱臼しており、腕まわりの運動が少し苦手。

おぐまる（写真・手前左）

モデル事務所プレステージ所属。片付け収納アドバイザー2級、チャイルドヘルパー。日々新しいことにチャレンジするのがモットー。幼いころに脚を手術しており、脚まわりの運動が少し苦手。

指導

ストレッチ専門店
「ストレチックス」
本部研修マネージャー

渡辺久進（写真・奥）

本書のプログラム開発を担当。大手フィットネスクラブや高齢者施設でのエクササイズプログラム指導等を約10年間経験したのち、ストレチックス本部に転職。トレーナーとして約9年間、パートナーストレッチやトレーニング指導を担当し、現在は、トレーナー研修指導を兼務。行政からの委託事業である「シニアストレッチ講座」のメニュー開発、指導も行う。

この本の見方

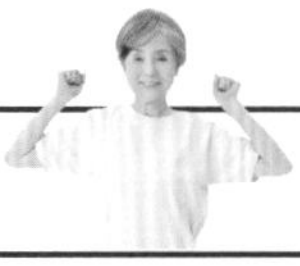

●難易度
カラダへの負荷の大きさや難しさを表しています。

●回数
あくまでも目標です。無理のない範囲で行います。

●ねらい
エクササイズの目的を示します。

●解説
運動機能・筋肉・関節等の面から、それぞれの不調の原因や解消のコツを説明します。

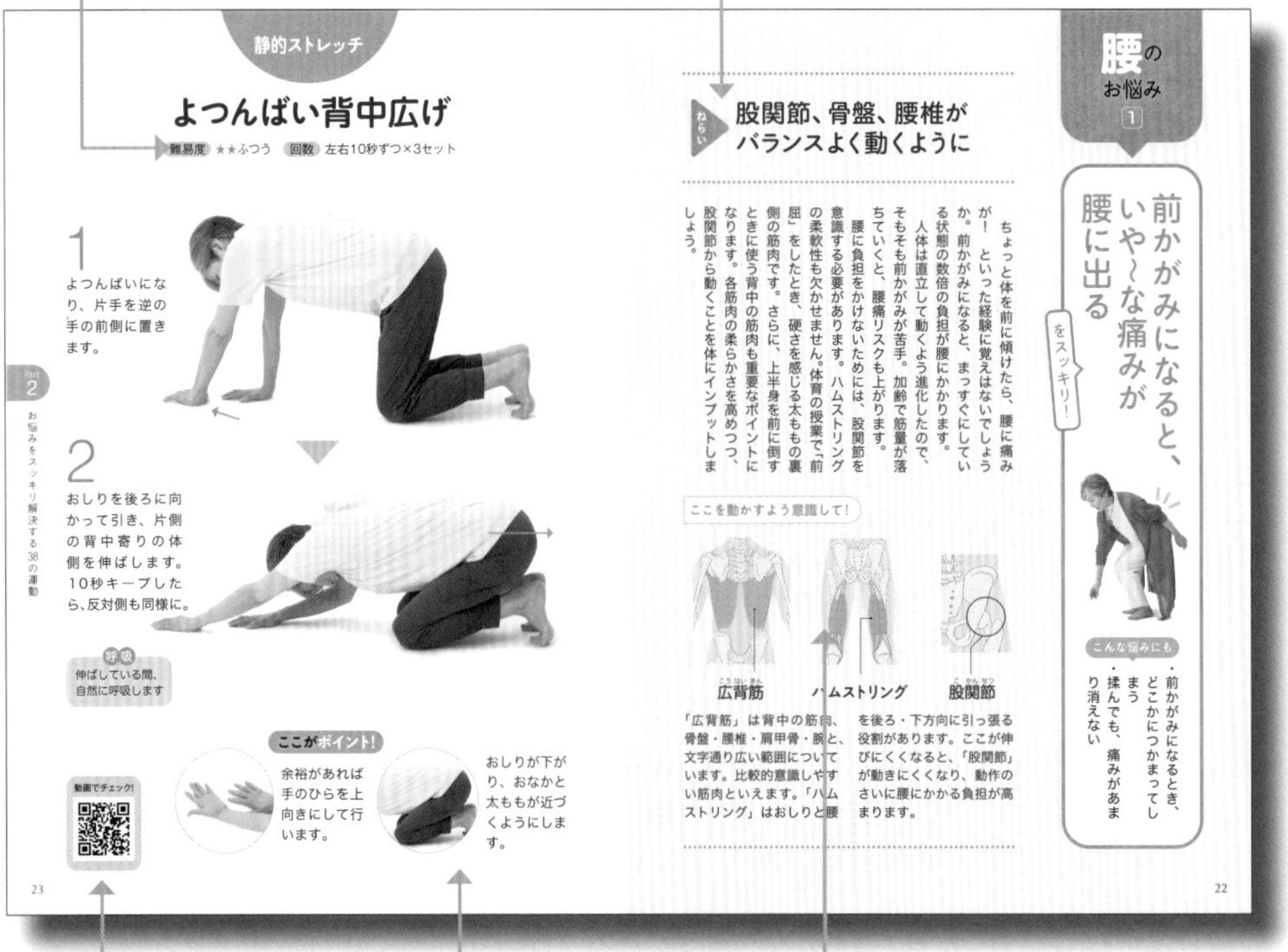

腰のお悩み 1

前かがみになると、いや〜な痛みが腰に出る をスッキリ!

こんな悩みにも
・前かがみになるとき、どこかにつかまってしまう
・揉んでも、痛みがあまり消えない

ねらい 股関節、骨盤、腰椎がバランスよく動くように

ちょっと体を前に傾けたら、腰に痛みが！ といった経験に覚えはないでしょうか。前かがみになると、まっすぐにしている状態の数倍の負担が腰にかかります。
人体は直立して動くよう進化したので、そもそも前かがみが苦手。加齢で筋量が落ちていくと、腰痛リスクも上がります。
腰に負担をかけないためには、股関節を意識する必要があります。ハムストリングの柔軟性も欠かせません。体育の授業で「前屈」をしたとき、硬さを感じる太ももの裏側の筋肉です。さらに、上半身を前に倒すときに使う背中の筋肉も重要なポイントになります。各筋肉の柔らかさを高めつつ、股関節から動くことを体にインプットしましょう。

ここを動かすよう意識して!

広背筋《こうはいきん》　ハムストリング　股関節《こかんせつ》

「広背筋」は背中の筋肉、骨盤・腰椎・肩甲骨・腕と、文字通り広い範囲についています。比較的意識しやすい筋肉といえます。「ハムストリング」はおしりと腰を後ろ・下方向に引っ張る役割があります。ここが伸びにくくなると、「股関節」が動きにくくなり、動作のさいに腰にかかる負担が高まります。

22

静的ストレッチ

よつんばい背中広げ

難易度 ★★ふつう　回数 左右10秒ずつ×3セット

1 よつんばいになり、片手を逆の手の前側に置きます。

2 おしりを後ろに向かって引き、片側の背中寄りの体側を伸ばします。10秒キープしたら、反対側も同様に。

呼吸 伸ばしている間、自然に呼吸します

ここがポイント!
余裕があれば手のひらを上向きにして行います。
おしりが下がり、おなかと太ももが近づくようにします。

動画でチェック!

Part 2 お悩みをスッキリ解決する38の運動

23

●動画2次元コード
スマホで読み込めば、エクササイズを動画で確認できます。
※YouTubeにて公開しておりますため、サイトの不具合等で視聴できないことがあります。

●ポイント
とくに気をつけてほしい、エクササイズ中の重要なポイントを説明します。

●図解
図で位置を確認して、エクササイズのさいに今どこを動かしているのかを意識すると、効果がグンと上がります。

コリと痛みを予防・解消して QOLをグ〜ンとアップ!

クオリティ・オブ・ライフ

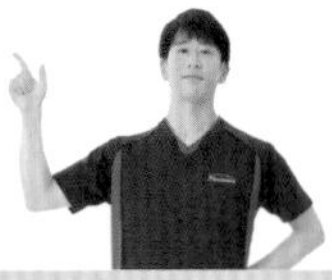

Part 1

ストレッチと筋トレが カラダの不調に効くワケ

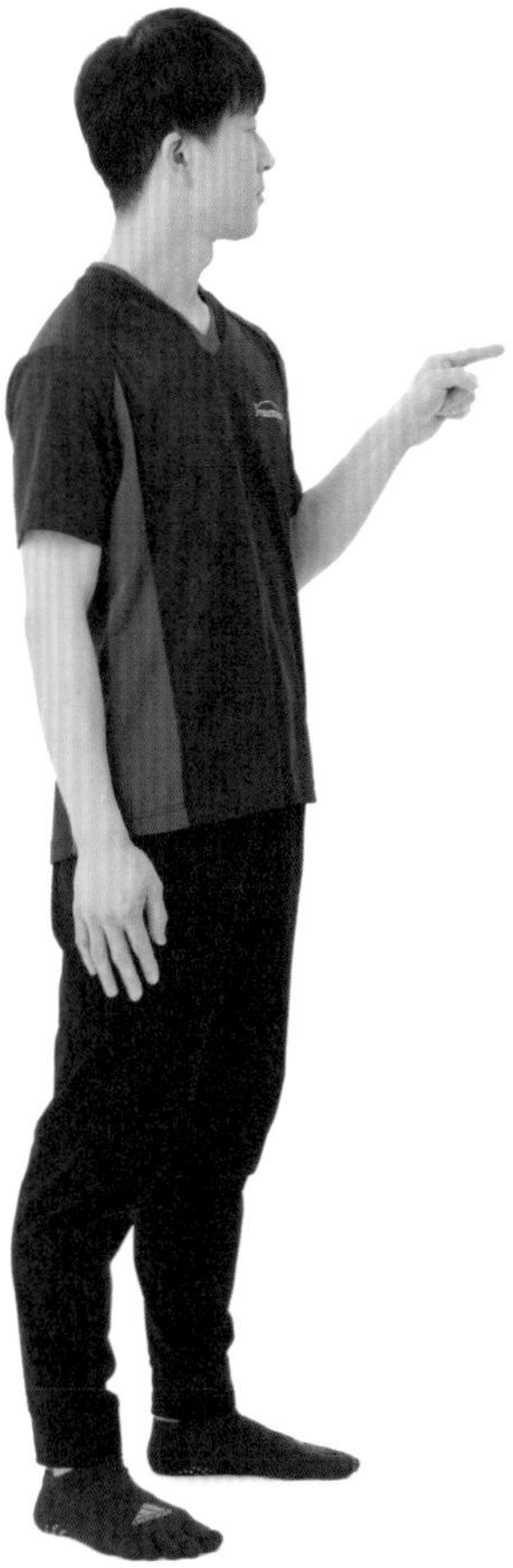

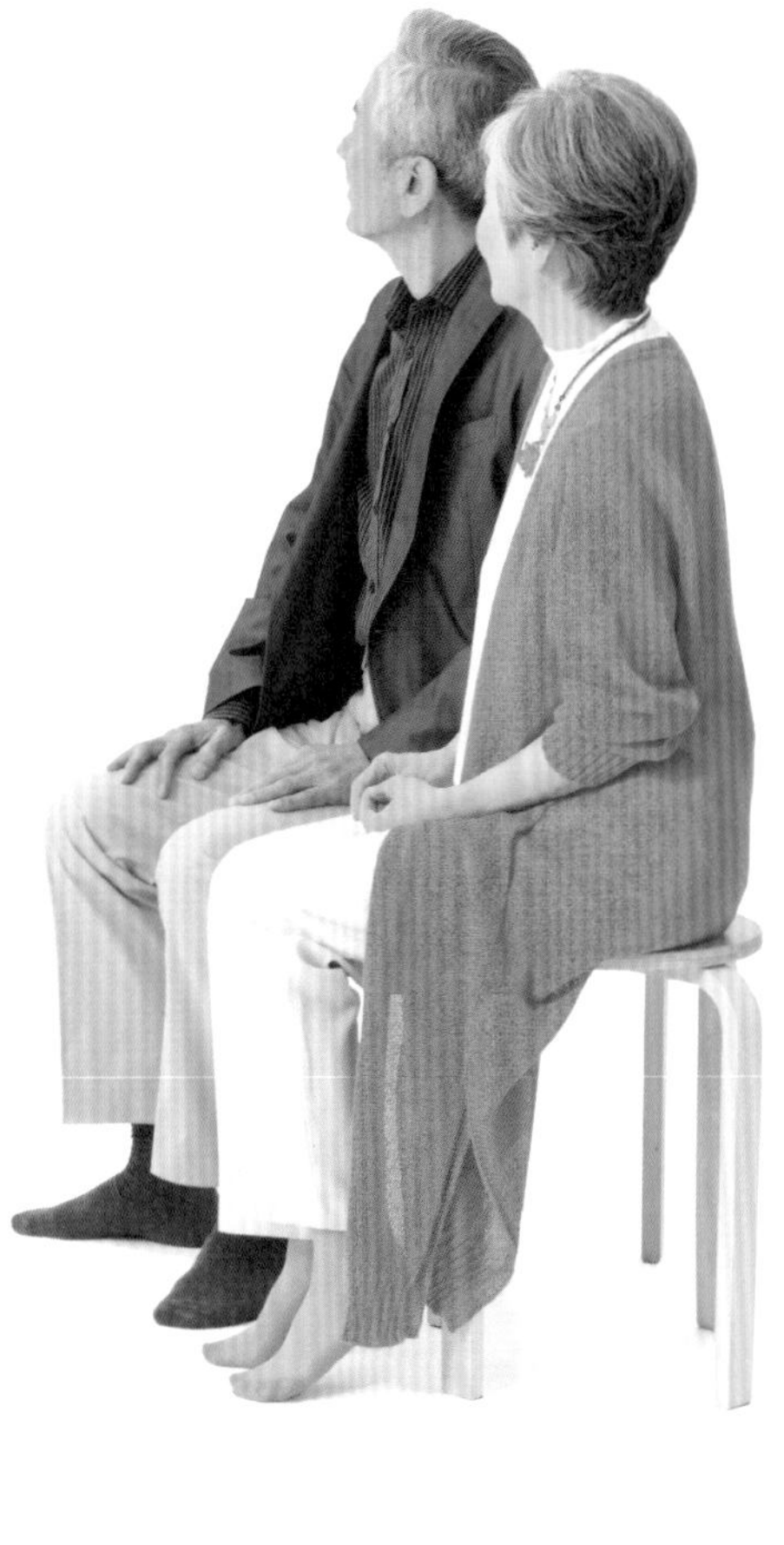

年齢を重ねるとどうしてあちこちに不調が起こるの？

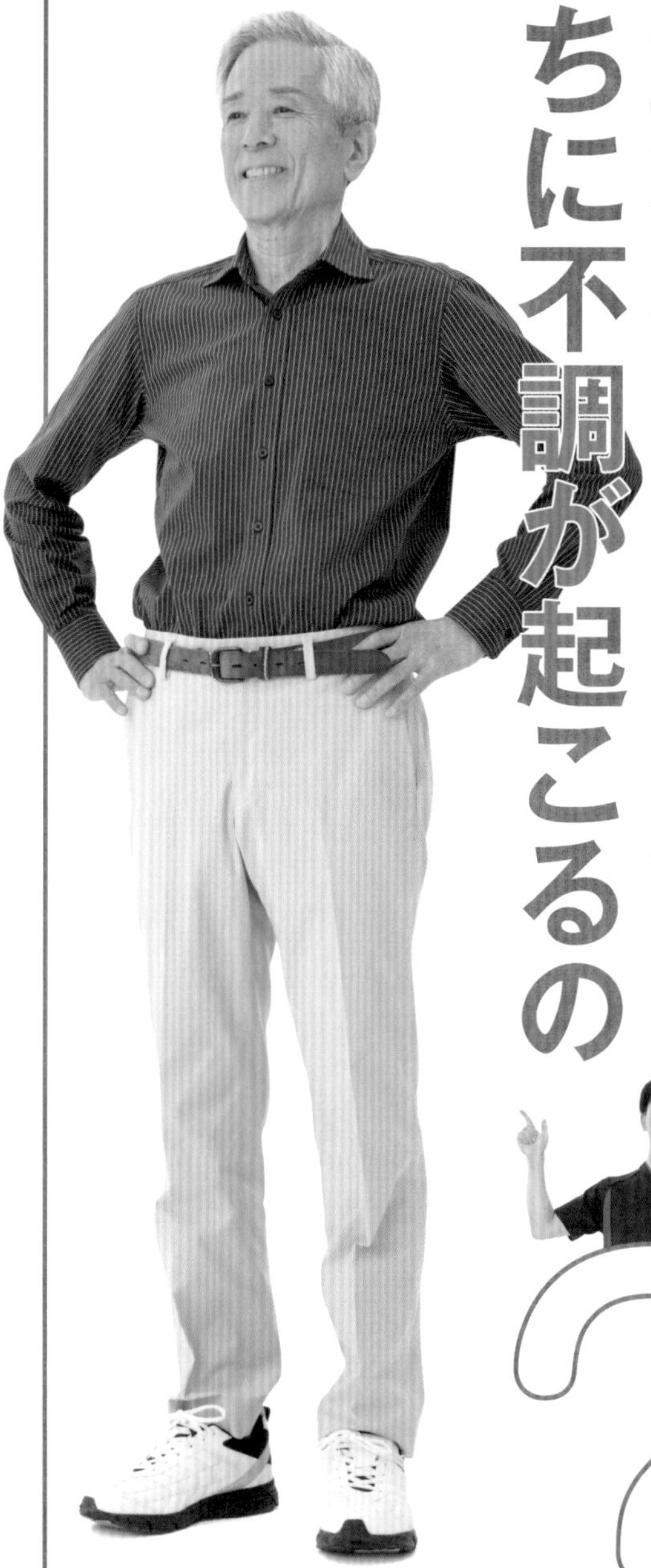

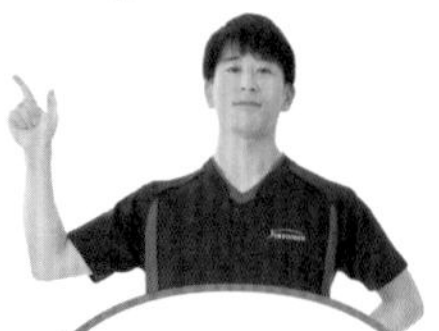

もともとはだれもが元気！体もスムーズに動きます

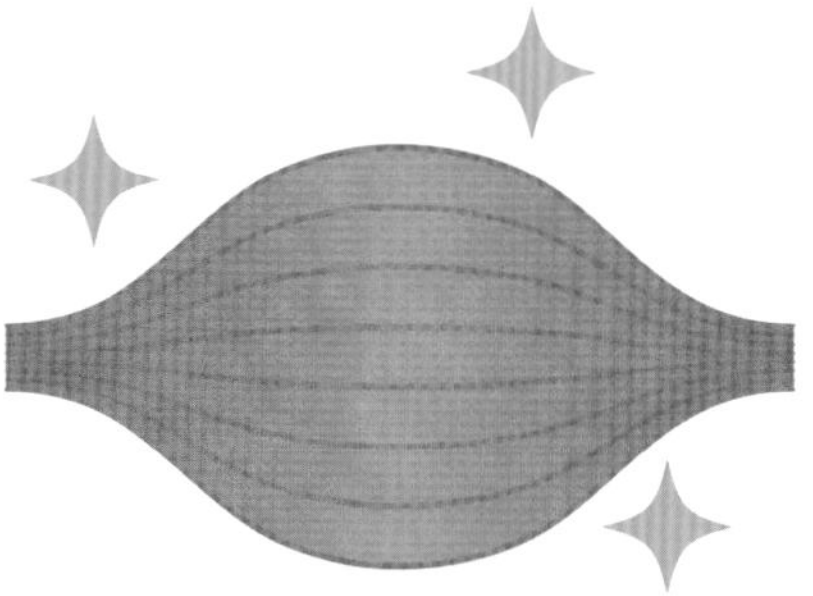

私たちは、日々体を動かし、食事で栄養を補給し、睡眠をとって回復します。健全なサイクルです。力仕事やスポーツをしたときは、疲れを感じたり、ちょっと体が張ってる……ということもありますが、何日かすればスッキリしているものです。体の動かし方が多少悪くても、若いころは筋肉量が十分にあるので、関節への負担も少なくて済んでいます。

筋肉の量が減り、疲れやすくなる

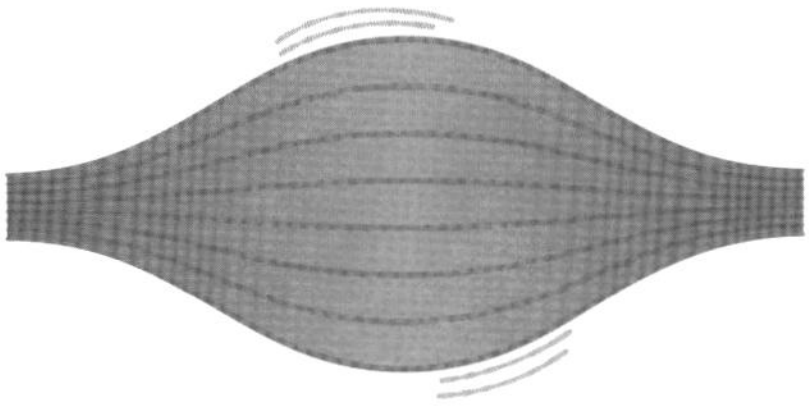

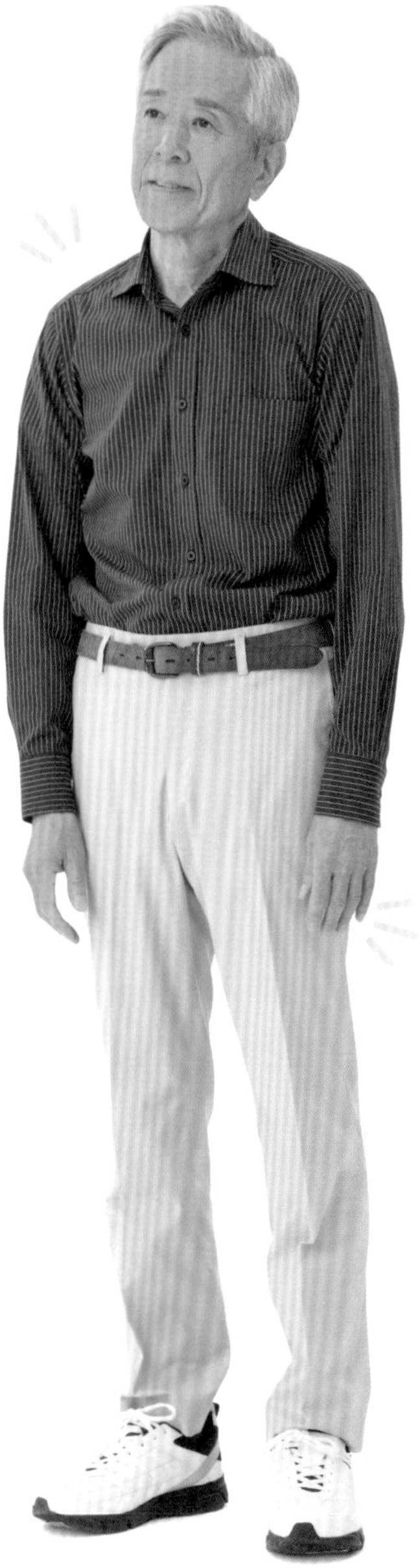

しかし、年齢を重ねるごとに、筋肉を成長させる細胞の働きが衰えていくため、以前に比べて筋肉量が減り、一度に出せるパワーも小さくなります。昔と同じように体を動かしているだけなのに、疲れやすくなり、筋肉痛も長引くのです。さらに、体を動かすエネルギーを作る代謝機能や、食べたものの栄養の吸収率もじわじわ下がっていきます。

関節の動きが悪くなり、ますます動きが減り筋肉もやせる

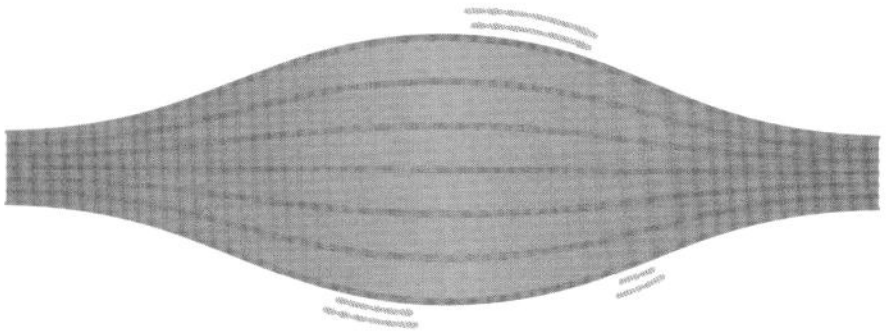

疲れやすくなったことで日々の運動量が落ちると、関節の可動域を十分に使う機会も減っていきます。すると、関節まわりの筋肉まで衰え、動きが制限されるように。たとえば、両腕でバンザイをすると、左右の腕の上がり方が大きく違っている。利き腕でない方を持ち上げるときに引っかかる感じがある、などです。関節に問題が出てくると、体を動かす頻度はますます減ります。

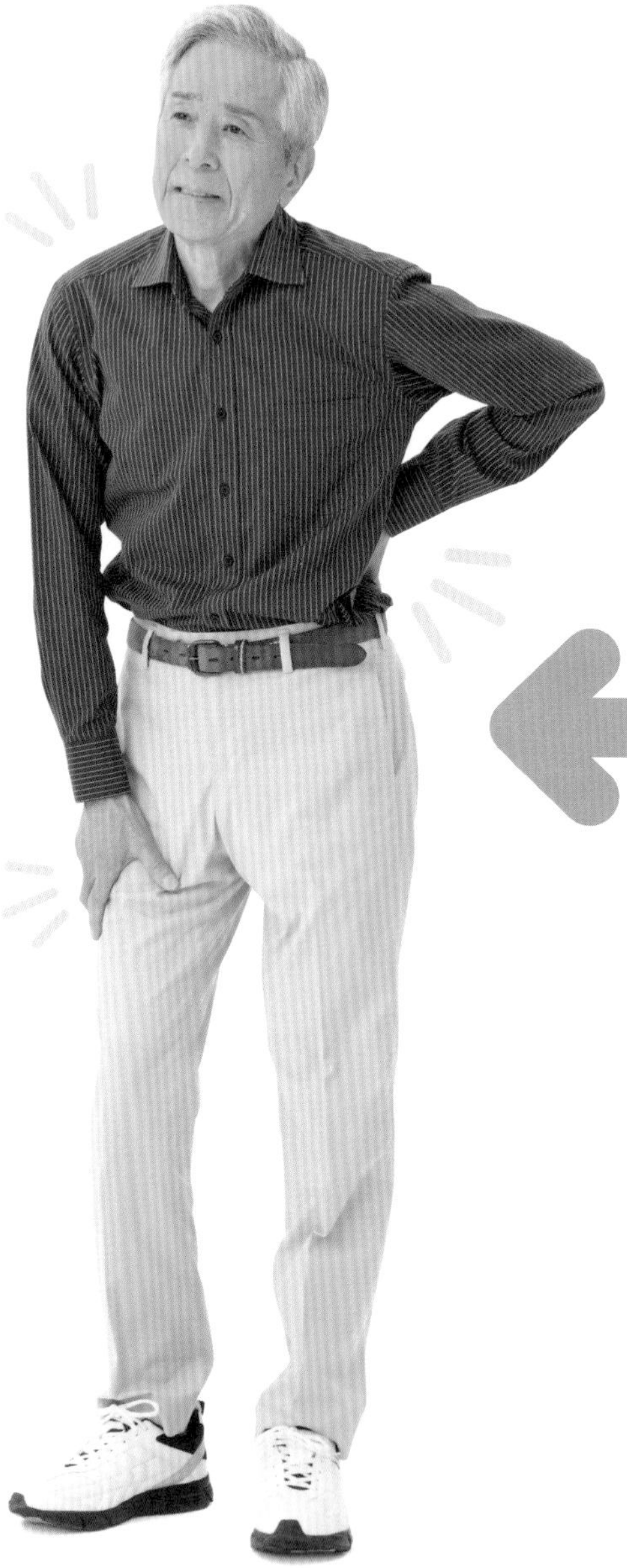

コリの原因

痛みの原因

疲労物質がたまり、起炎物質が発生

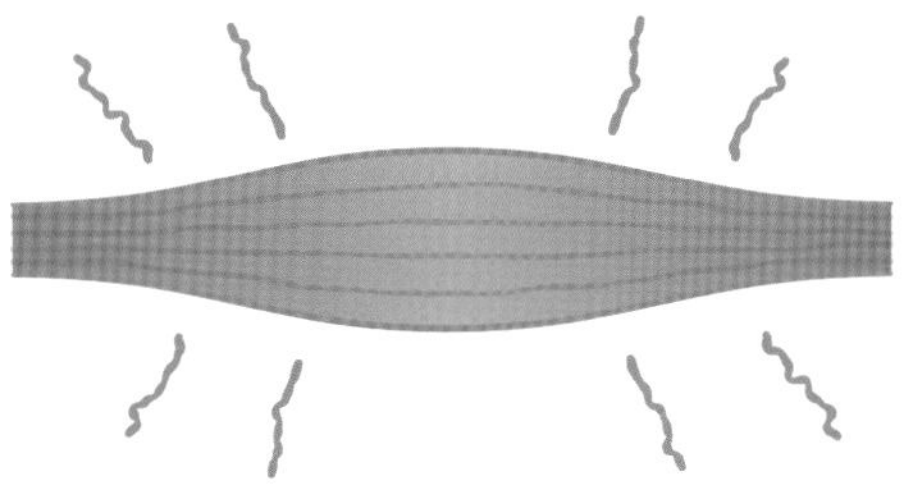

運動量が落ちると不具合が広がります。筋肉を動かすことは、血液の循環を促すこと。血液は体の各部に酸素や栄養を届け、代わりに疲労物質を回収します。動作が減れば、血流は悪くなり、疲労物質が滞留するのです（コリが発生）。さらに酸素が不足することで起炎物質が発生し、これが炎症（痛み）につながります。そして、コリと痛みにより、さらに体を動かさなくなる悪循環が生まれます。

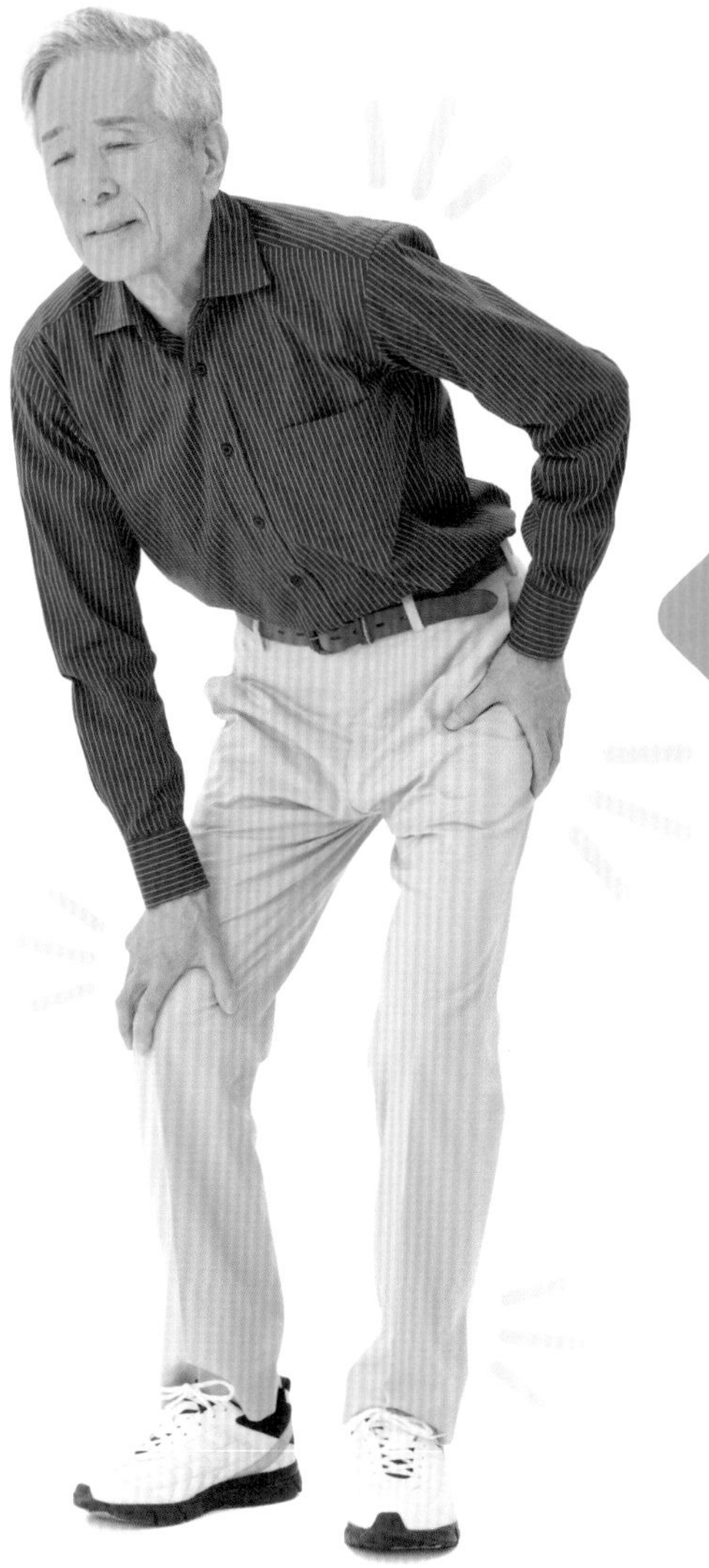

ストレッチと筋トレが、コリと痛みに効く理由

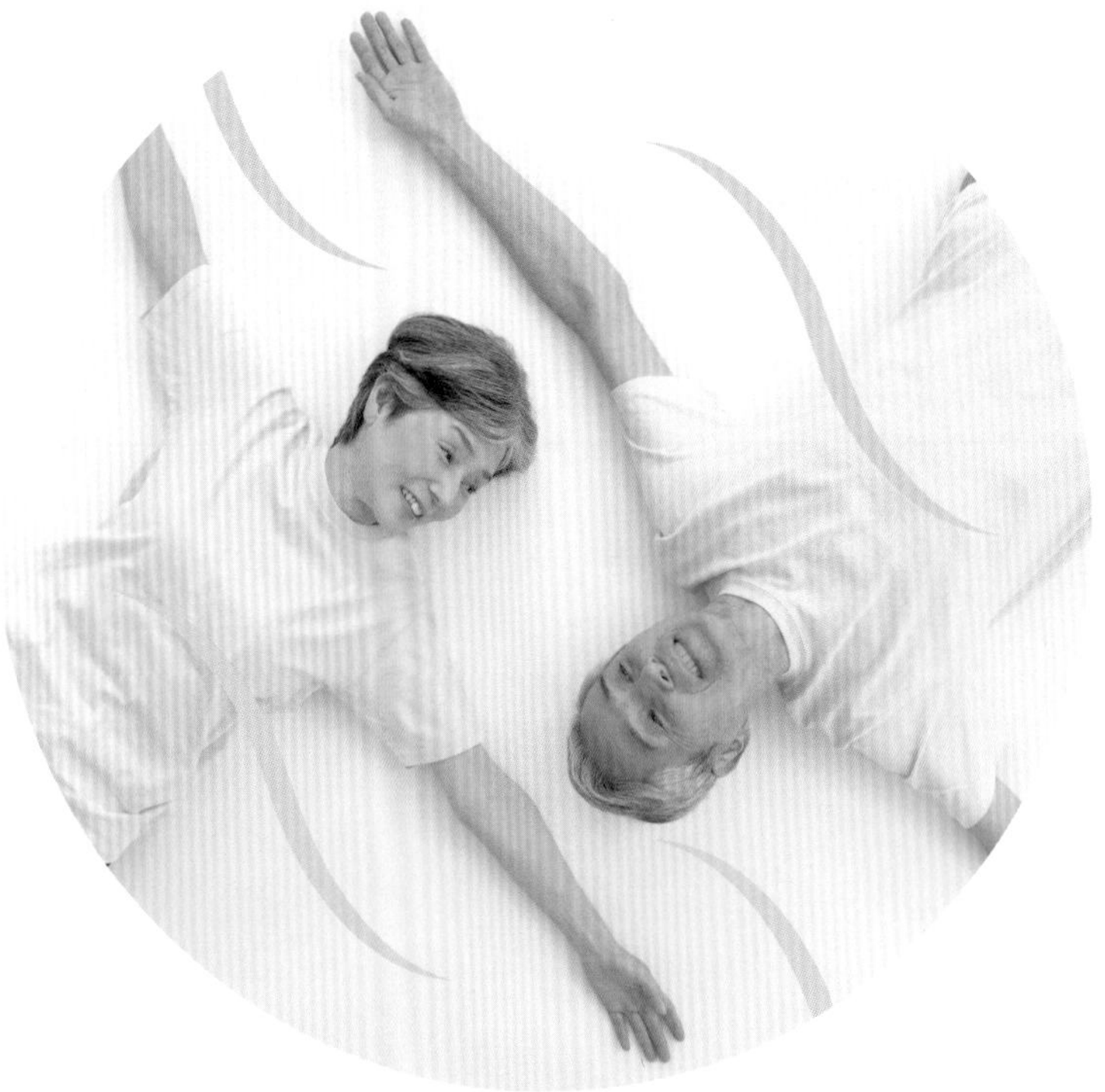

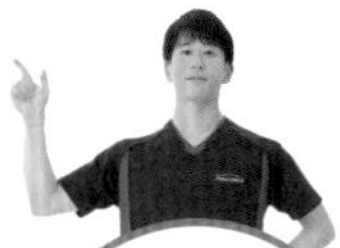

らく～に体を動かして、コリと痛みの原因物質を流し去る！

日常の動作はたくさんの関節や筋肉の連係プレーで成り立ちます。動かせる部分だけに頼っていると、その部分に負担がかかり、新たな不具合につながってしまいます。

コリと痛みの負のサイクルから逃れるためには、血液を循環させることが効果的です。血管は、筋肉が動くことで広がったり縮まったりします。筋肉は、血流を促すポンプなのです。ポンプがよく働くようにするコツは、日常生活で使う範囲以上に筋肉を伸ばし、関節も広い範囲で動かすこと、**つまり「意識的な運動」です。滞留していた疲労物質、起炎物質を流し去れば、コリと痛みも自然と改善されます。**

とはいえ、運動を続けることは容易ではありません。せっかく始めても三日坊主で終わった……という人も多いのではないでしょうか。そこで**おすすめなのが、らく～にカラダを伸ばすストレッチ。「息が上がらない、イタ気持ちいい運動」なので、カラダを動かすことに自信のない人でも、よく続きます！**

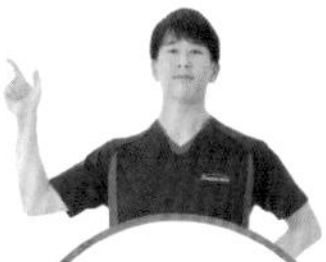

かる〜いトレーニングで、効率よく運動機能を回復！

コリと痛みをもたらす要因の一つは、加齢に伴う筋肉量の減少です。「齢のせい」だから……とカラダを動かさない習慣がつき、筋肉にかかる負荷が小さくなったことで、体がその状態に適応してしまったのです。

これを**効率的に改善するには、逆に、筋肉にかける負荷を高めればよい。つまり筋トレです。**もちろん、年齢を重ねると筋肉はつきづらくなりますので、運動してもすぐに見た目に変化は表れません。若いころに比べれば、トレーニング中に思ったように体が動かないこともあるでしょうし、疲れも出やすいと思います。それでも、筋肉の繊維はトレーニングした分だけ、しっかりと太くなります。

とはいえ、腕立て伏せのようなハードな筋トレは負荷が高すぎるので、続けるハードルも上がります。そこで、本書では、かる〜くできる「ほどよい負荷」の筋トレをご用意しました。本書のエクササイズは、おおむね1動作が1分以内に終わるようにセッティングしていますので（動作に左右があるときは×2）、ぜひ気軽に少しずつ取り組んでください。

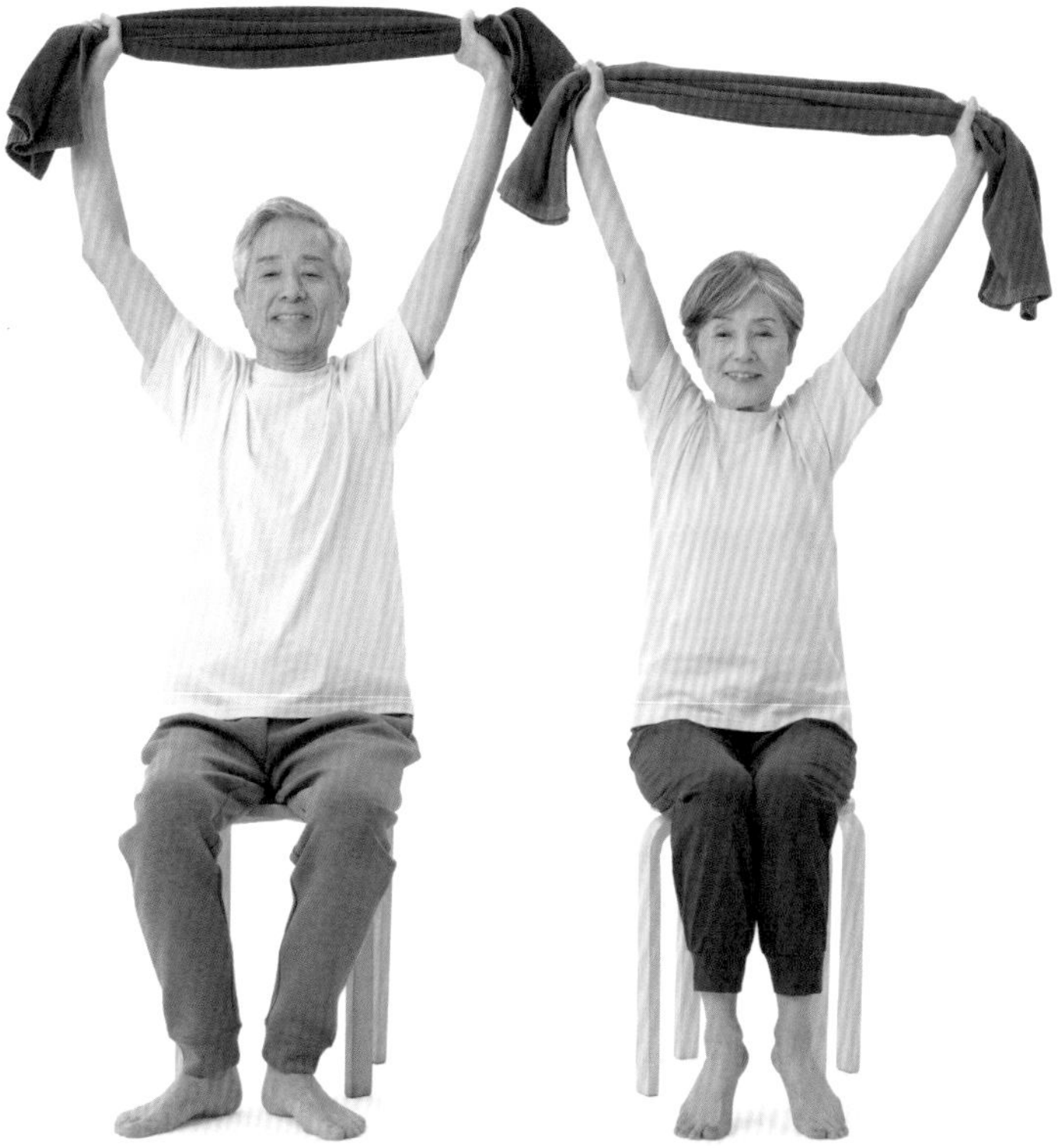

ストレッチと筋トレのさまざまなメリット

1

姿勢をキレイにする

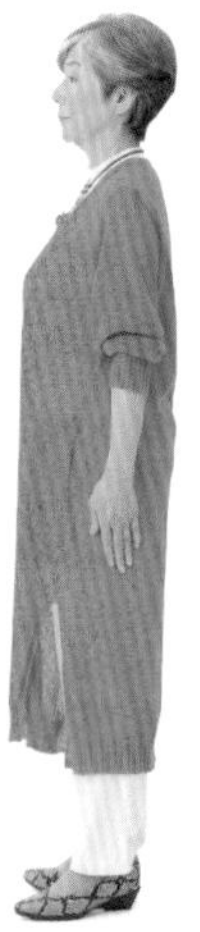

姿勢の保持に関わる筋肉は「抗重力筋」と呼ばれます。具体的には、背中、おなか、おしり、足などの筋肉が該当するのですが、これらの筋肉は前後左右にバランスよく働くことで、崩れようとする姿勢を重力に逆らって保っています。日ごろの運動が足りていないと、齢を重ねるにつれて抗重力筋が縮み、硬く、弱くなります。たとえば、背中の筋肉が弱くなれば猫背になりますし、足の筋肉が硬くなれば膝が曲がったようになります。

ストレッチと筋トレの組み合わせなら、スムーズに硬くなった筋肉をゆるめ、筋力をアップできます。自然と骨格は正しい位置に近づき、姿勢が崩れにくくなります。

2

生活習慣病を予防する

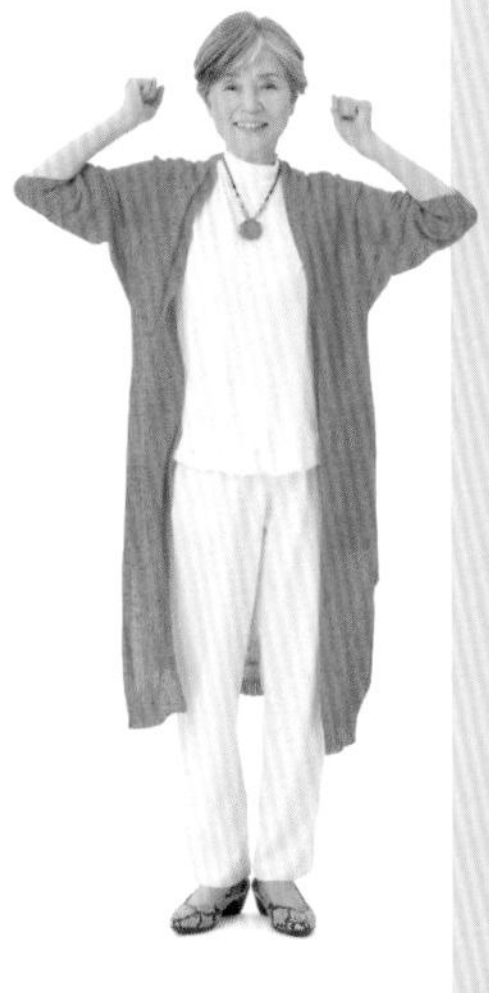

運動不足だと、エネルギーとして利用しきれなかった糖が、体脂肪に変換されます。これが続くと「糖尿病」のリスクが高まります。太っていなければ大丈夫と思われがちですが、痩せていても発症しうるので注意が必要です。その点、**ストレッチ&筋トレで筋肉の量が増えれば、糖の消費量が増えるので、高血糖の改善に効果アリ**です。

また、「脳卒中」や「心筋梗塞」には血管が老化する「動脈硬化」が大きな影響を及ぼしています。この予防に効果アリなのがエクササイズ。**体を動かして血流が速くなると、血管拡張物質「一酸化窒素」が放出され、血管の柔らかさをキープしてくれます。**

3 ストレスマネジメントになる

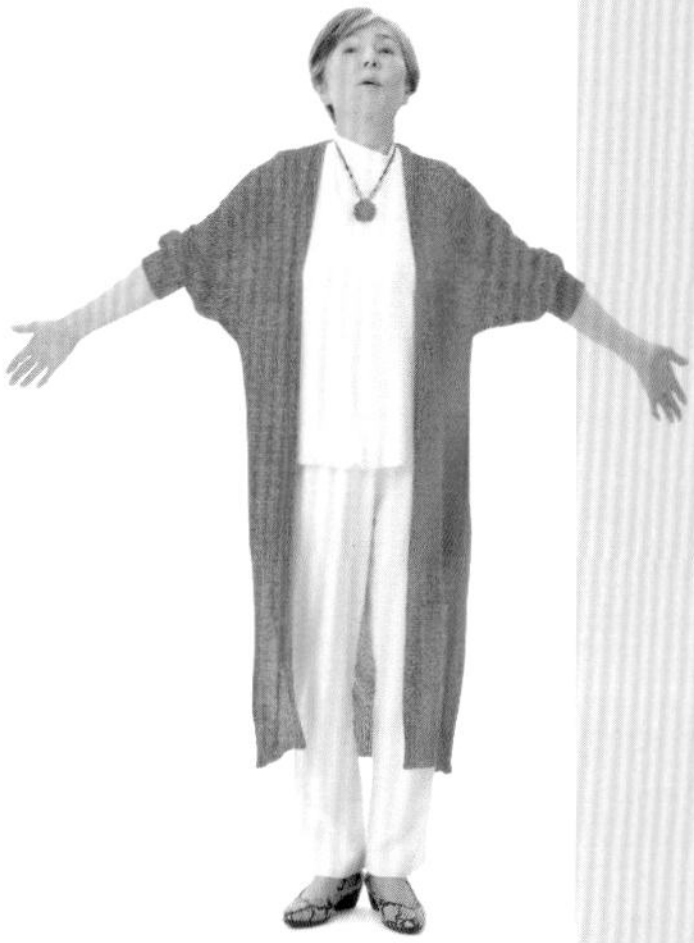

カラダを動かしたら、なんだか気分がスッキリした、気分転換になったというように、運動にはストレスを軽減する効能があります。これは、**「軽い運動」を行うと、セロトニンやエンドルフィンといった脳内ホルモンが分泌される**ことが理由の一つだといわれています。セロトニンには、安心感や平常心、エンドルフィンには幸福感や痛みの緩和をもたらす作用があるのです。

ただし、あくまでも負荷の小さな運動でなくてはなりません。負荷が高く、へとへとになるような運動は、逆にストレスホルモンを分泌させてしまう場合があるので、気持ちよく動ける範囲で体を動かしましょう。

4 認知症を予防する

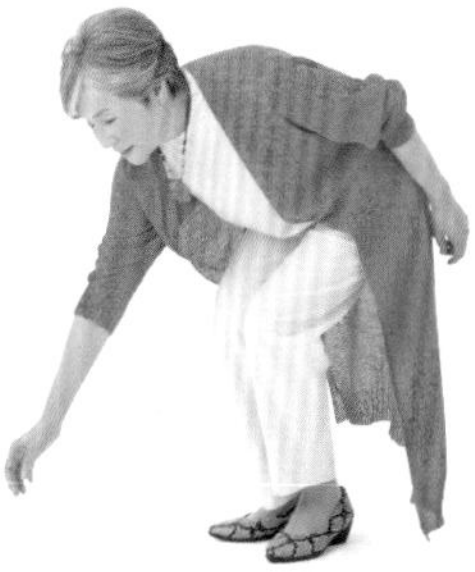

人が体を動かそうとするさいは、まず感覚器で、外界からの刺激をキャッチします。たとえば、目で一歩先の足の踏み場所についての視覚情報を得ます。この情報は「感覚神経」を通じて、「中枢神経（脳）」に送られます。すると中枢神経が「あそこに左足を置こう」「そのために太ももやふくらはぎの筋肉をこう動かそう」と判断し、「運動神経」を通じて筋肉に命令を送ります。

つまり、**運動とは情報処理の繰り返し。文字通り、「脳の運動」でもある**のです。

また、運動をすると、脳由来神経栄養因子（BDNF）が分泌され、学習能力や記憶力の向上に寄与するという研究もあります。

ルールとポイント

安全に運動するために、注意すべきポイントをまとめました。
かならず確認して、無理のないよう取り組みましょう。

始める前に

ルール 1 医師の判断をあおぐ

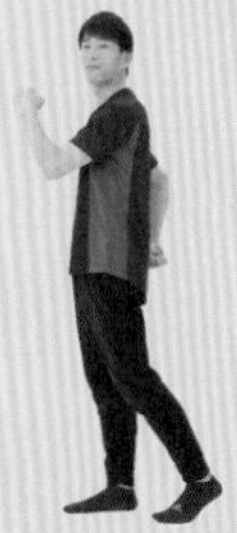

不調に悩んでいる方は、まずお医者さんに相談してください。原因が内臓や自律神経の問題ではなく、加齢にあると診断されたら、運動による改善に取り組みます。また、持病やケガなどで通院中の人も、始める前にかならず主治医に確認しましょう。

ルール 2 体調を確認する

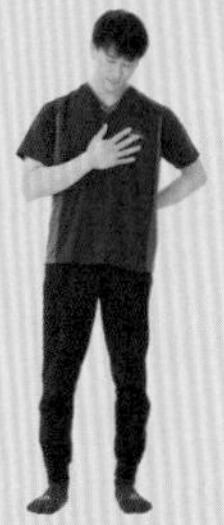

- □ **まだ運動していないのに、動悸・息切れがする。**
- □ **血圧が高い（＝息が止まるような感じがある）。**
- □ **なんだか眠い。**※
- □ **カラダがだるい、痛い。**

一つでも当てはまったら、また明日にしましょう

※眠気が強いと、自分ができる範囲を超えた動きをしてしまい、関節や筋肉に無理が生じます。

ルール 3 安全に運動できる場所・服装で

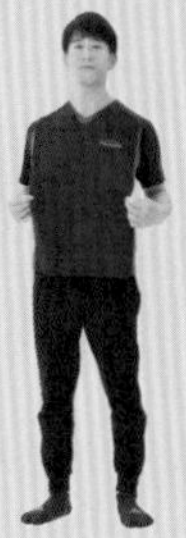

ストレッチも筋トレも、手脚を大きく動かします。運動するさいは、しっかりとスペースを確保して、周囲にぶつかったりするものがないように。床が滑りやすくないか、温度や湿度は問題ないかといったチェックも必要です。服装はカラダを締めつけず、呼吸しやすいものを。椅子を使う運動では、安定した椅子を使いましょう。

ストレッチと筋トレの

運動中に

ルール 4 水分補給に気をつける

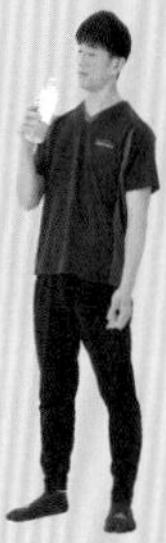

カラダを動かすときは、こまめな水分補給を心がけましょう。脱水症状を予防できます。

ルール 5 違和感を覚えたら、やめる

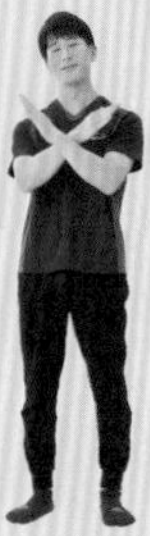

強い痛みを感じるなどしたら、すぐにやめます。無理はケガにつながるので注意しましょう。

ルール 6 呼吸し続ける

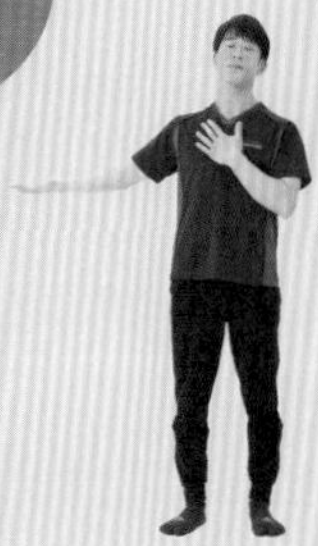

力を入れるときに呼吸を止めると、筋肉から出る力は大きくなりますが、血圧も上昇します。基本的に、運動中も呼吸は続けましょう。呼吸については、各運動の「呼吸」欄を参考にしてください。

ルール 7 がんばりすぎない

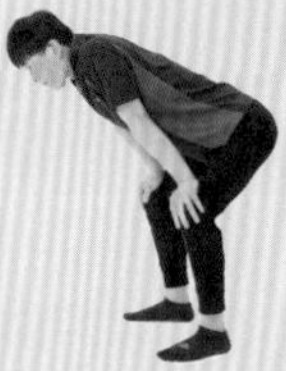

どの動きも「気持ちよくできるところまで」で十分です。運動時間も同じで、「ほどよい疲れ」程度で終わるのが、健康にいちばんです。

本書に登場する 4つの運動

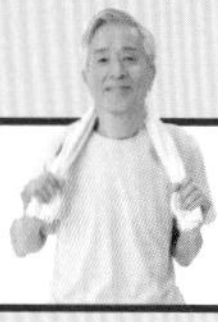

本書では、不調解消のために4種類の運動を紹介しています。**静的ストレッチ**は一般的にイメージされるストレッチで、じん帯や筋肉などの伸ばせる範囲を広げて体を柔らかくするものです。静的ストレッチが伸ばした状態を数秒キープするような形で行うのに対して、**動的ストレッチ**は、動かしながら行います。ラジオ体操もこれに当たります。**筋トレ**は筋肉に負荷をかけて、量を増やし、パワーや持久力を高めるもの。**リリース**は硬くなった関節を直接的にほぐして柔らかくします。

気持ちよくできて続けやすい

びしっと鍛える

揉んで柔らか

	ストレッチ			
	静的ストレッチ	動的ストレッチ	筋トレ	リリース※
運動	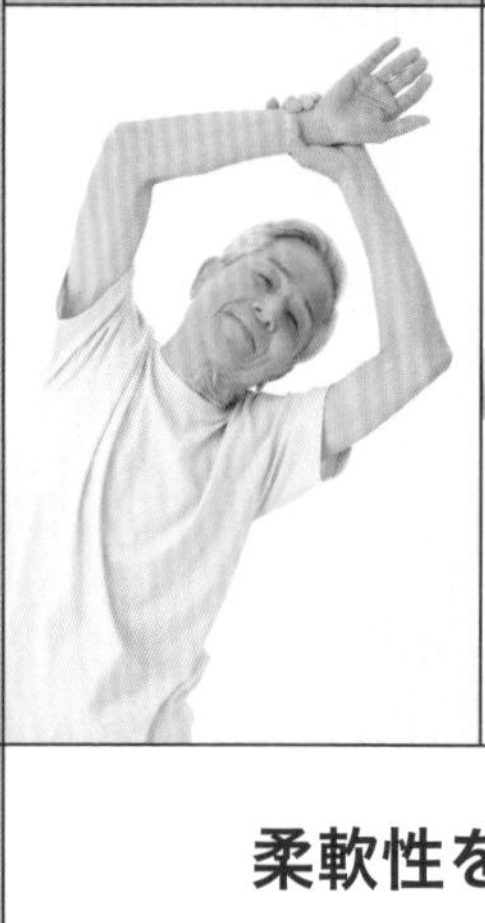	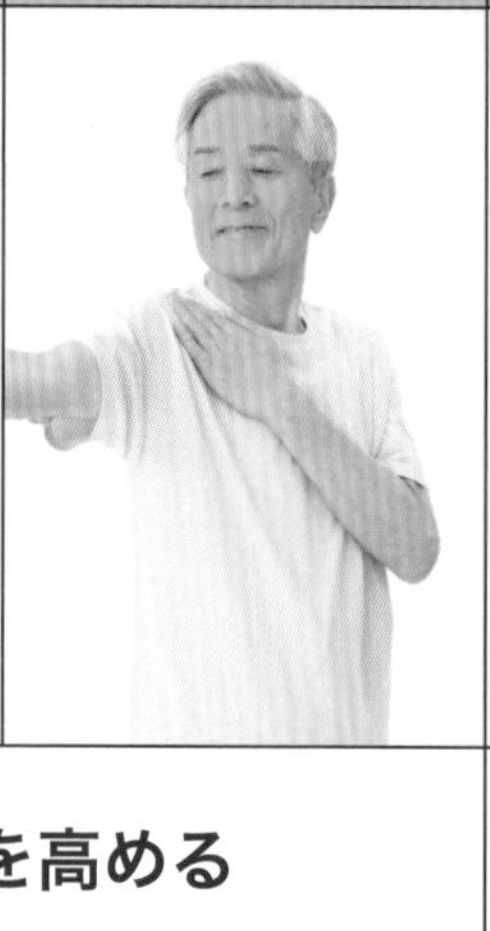	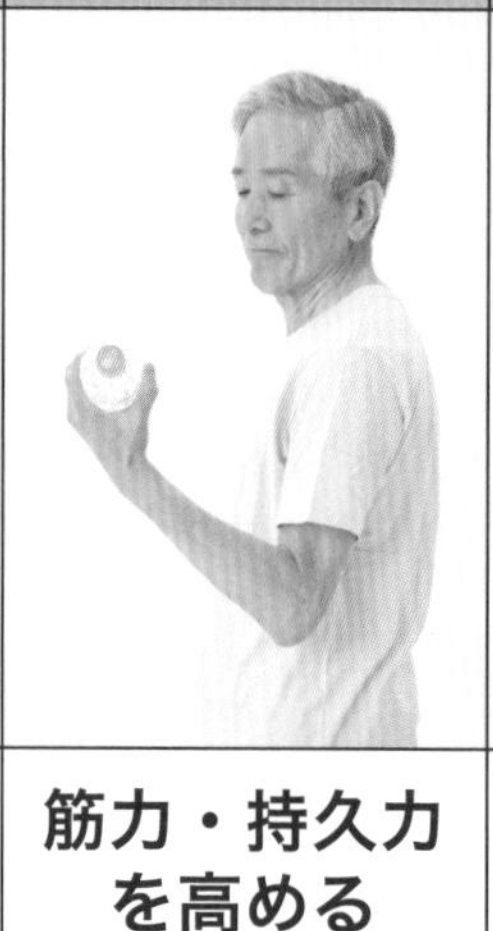	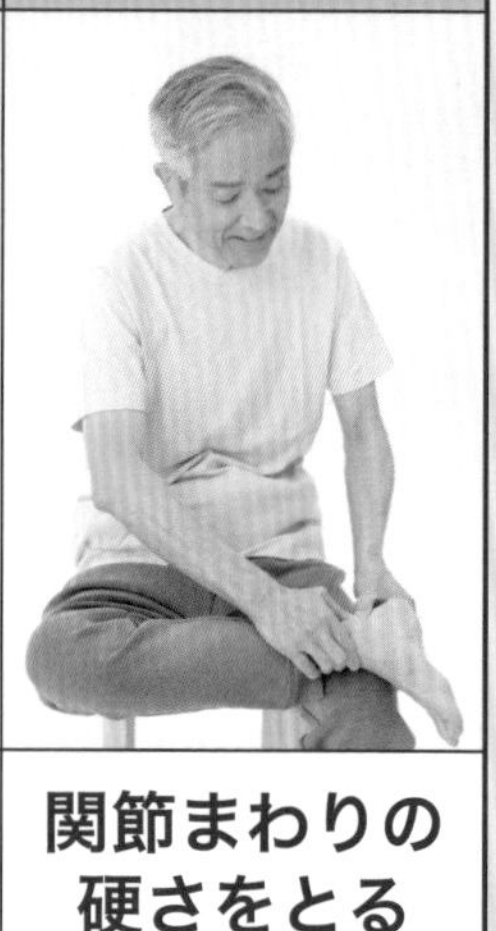
目的	柔軟性を高める		筋力・持久力を高める	関節まわりの硬さをとる
方法	ゆ〜っくり伸ばす	動かして伸ばす	動かして負荷をかける	圧をかけてゆるめる
運動強度	低い	中くらい	高い	超低い

※リリースは厳密には「運動」とは異なるかもしれませんが、一部の不調に効果的なため盛り込みました。

Part 2

お悩みをスッキリ解決する 38の運動

より安全に行うためのポイント

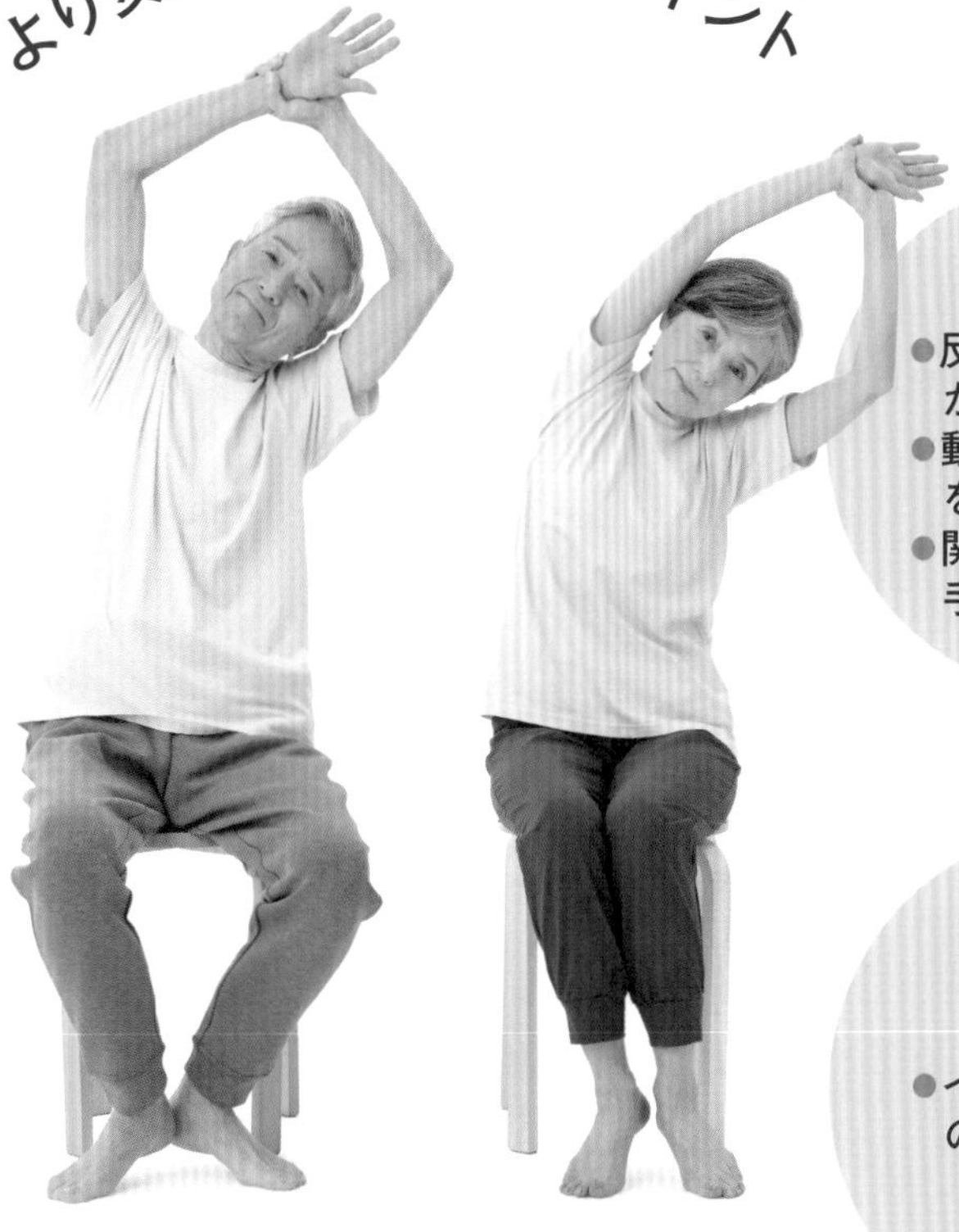

静的ストレッチ

- 反動をつけずに動かす
- 伸びる感覚は少しずつ強める

筋トレ

- 反動をつけずに動かす
- 動かしている部分を意識する
- 関節は伸ばしきる手前で止める

動的ストレッチ

- 動きがコントロールできる範囲の力で
- はじめは小さな動きから始める

リリース

- イタ気持ちいい程度の力で行う

腰のお悩み 1

前かがみになると、いや〜な痛みが腰に出る をスッキリ！

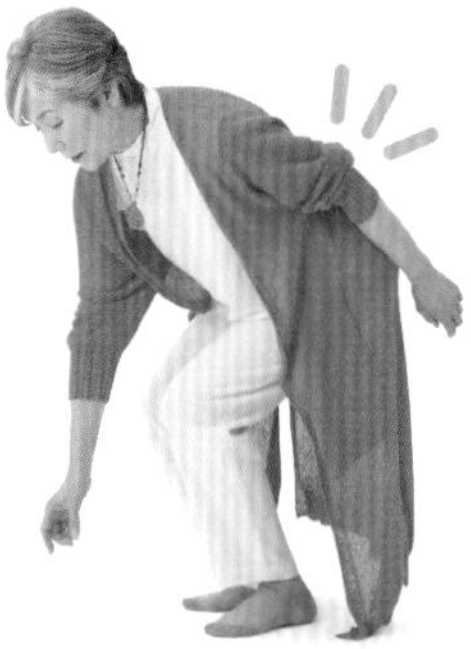

こんな悩みにも

- 前かがみになるとき、どこかにつかまってしまう
- 揉んでも、痛みがあまり消えない

ねらい 股関節、骨盤、腰椎がバランスよく動くように

ちょっと体を前に傾けたら、腰に痛みが！ といった経験に覚えはないでしょうか。前かがみになると、まっすぐにしている状態の数倍の負担が腰にかかります。

人体は直立して動くよう進化したので、そもそも前かがみが苦手。加齢で筋量が落ちていくと、腰痛リスクも上がります。

腰に負担をかけないためには、股関節を意識する必要があります。ハムストリングの柔軟性も欠かせません。体育の授業で「前屈」をしたとき、硬さを感じる太ももの裏側の筋肉です。さらに、上半身を前に倒すときに使う背中の筋肉も重要なポイントになります。各筋肉の柔らかさを高めつつ、股関節から動くことを体にインプットしましょう。

ここを動かすよう意識して！

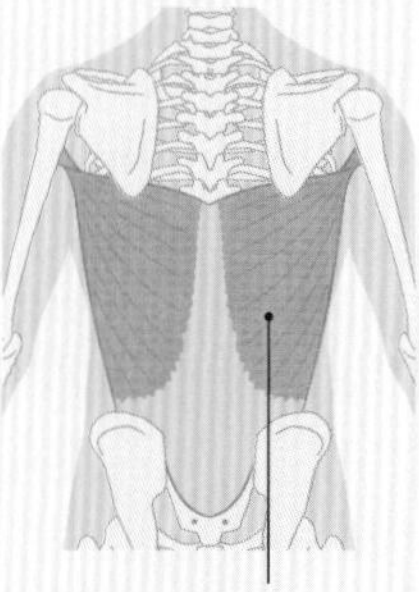

広背筋《こうはいきん》

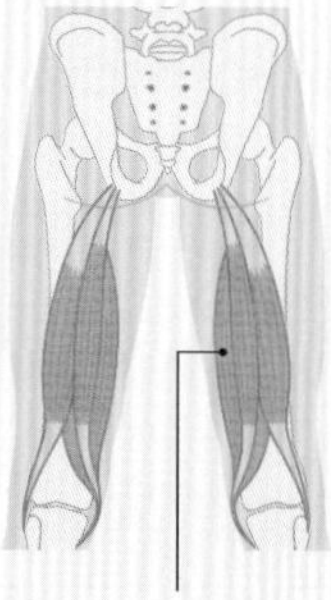

ハムストリング

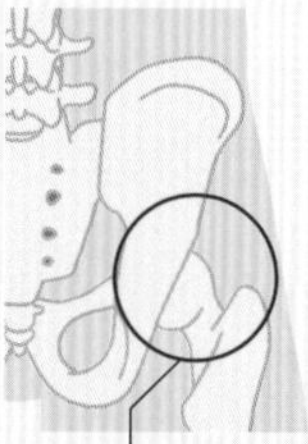

股関節《こかんせつ》

「広背筋」は背中の筋肉、骨盤・腰椎・肩甲骨・腕と、文字通り広い範囲についています。比較的意識しやすい筋肉といえます。「ハムストリング」はおしりと腰を後ろ・下方向に引っ張る役割があります。ここが伸びにくくなると、「股関節」が動きにくくなり、動作のさいに腰にかかる負担が高まります。

静的ストレッチ

よつんばい背中広げ

難易度 ★★ふつう　回数 左右10秒ずつ×3セット

1

よつんばいになり、片手を逆の手の前側に置きます。

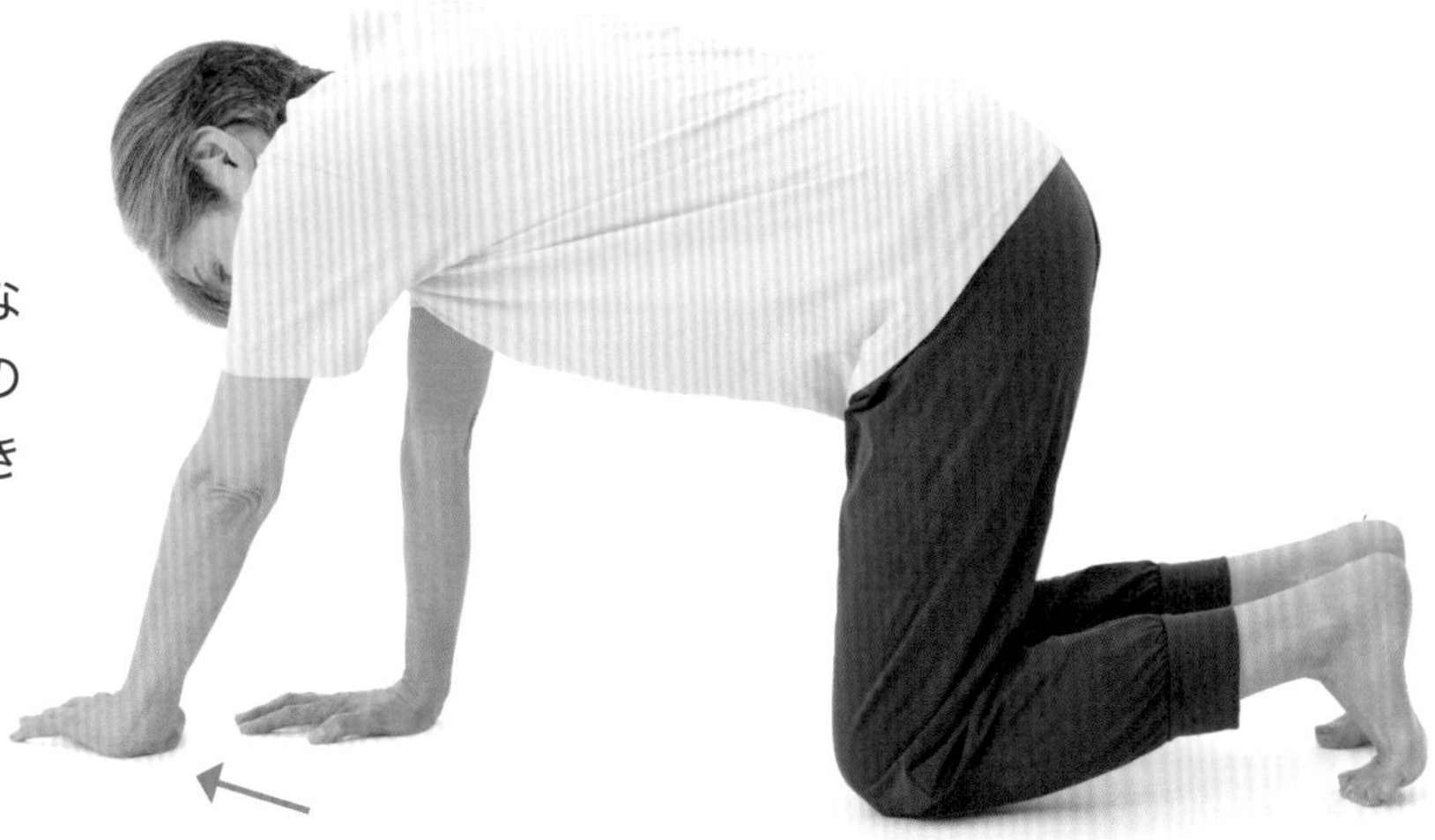

2

おしりを後ろに向かって引き、片側の背中寄りの体側を伸ばします。10秒キープしたら、反対側も同様に。

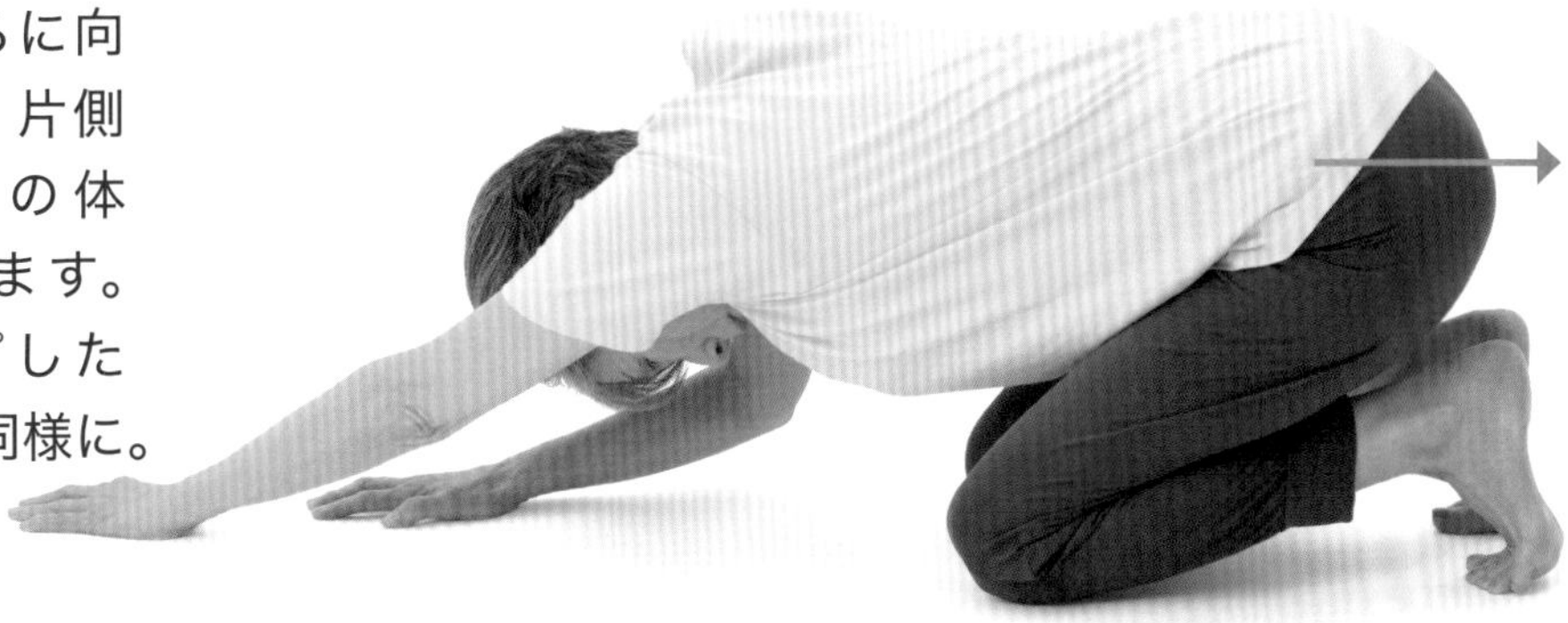

呼吸
伸ばしている間、自然に呼吸します

ここがポイント!

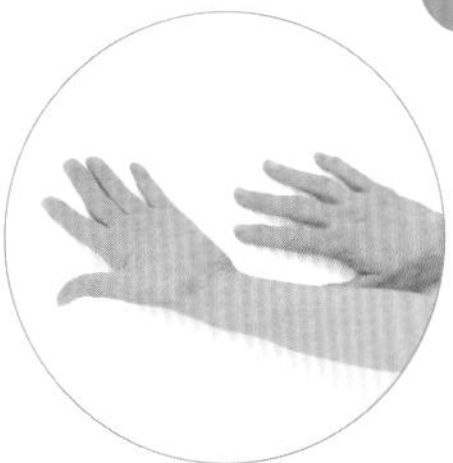

余裕があれば手のひらを上向きにして行います。

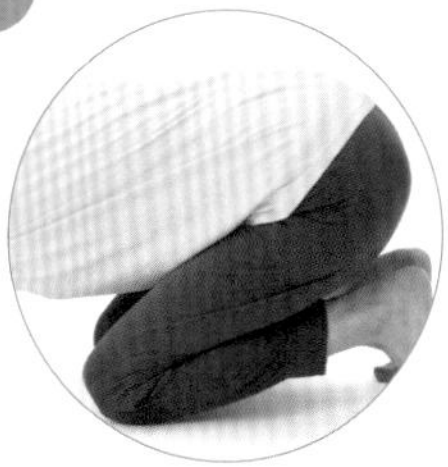

おしりが下がり、おなかと太ももが近づくようにします。

動画でチェック!

タオルもも裏伸ばし

難易度 ★★ふつう　回数 左右10秒ずつ×3セット

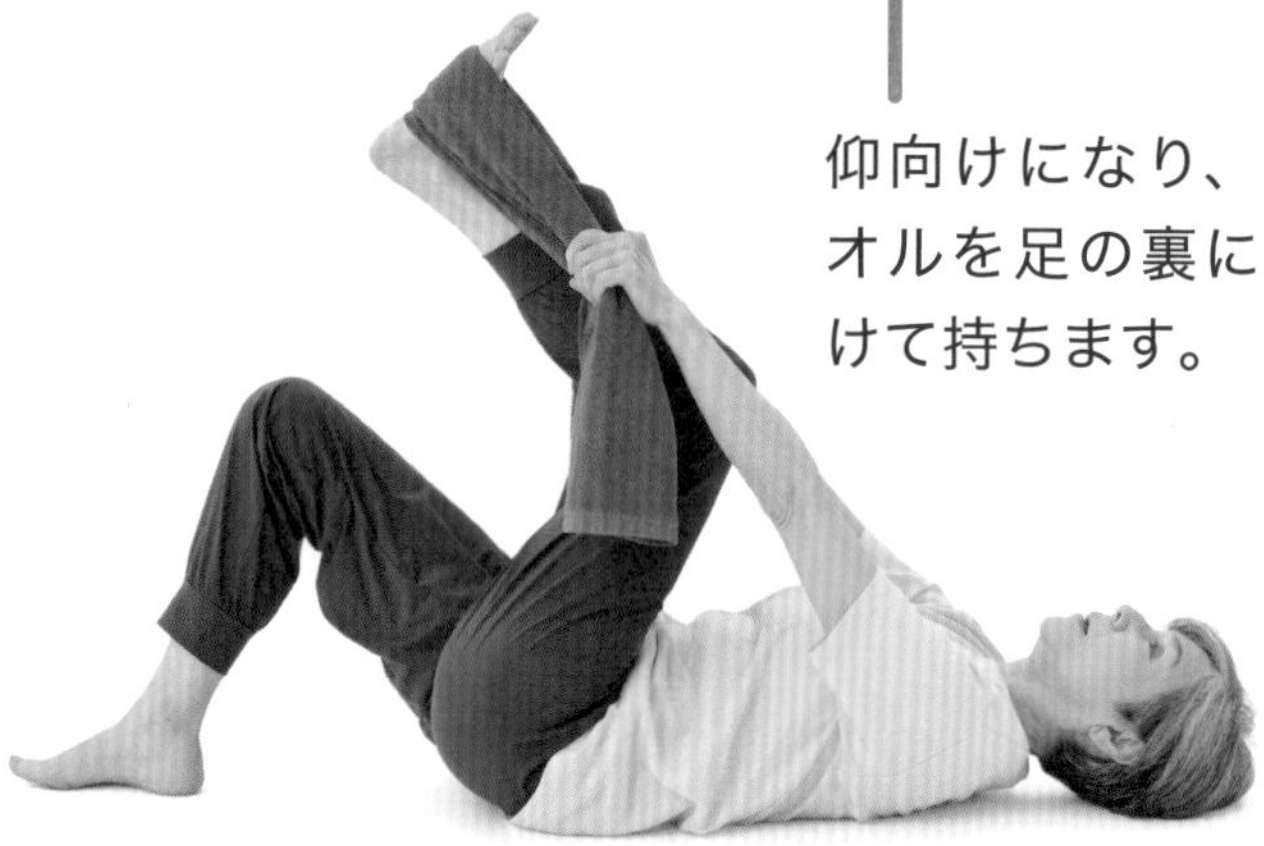

1

仰向けになり、タオルを足の裏にかけて持ちます。

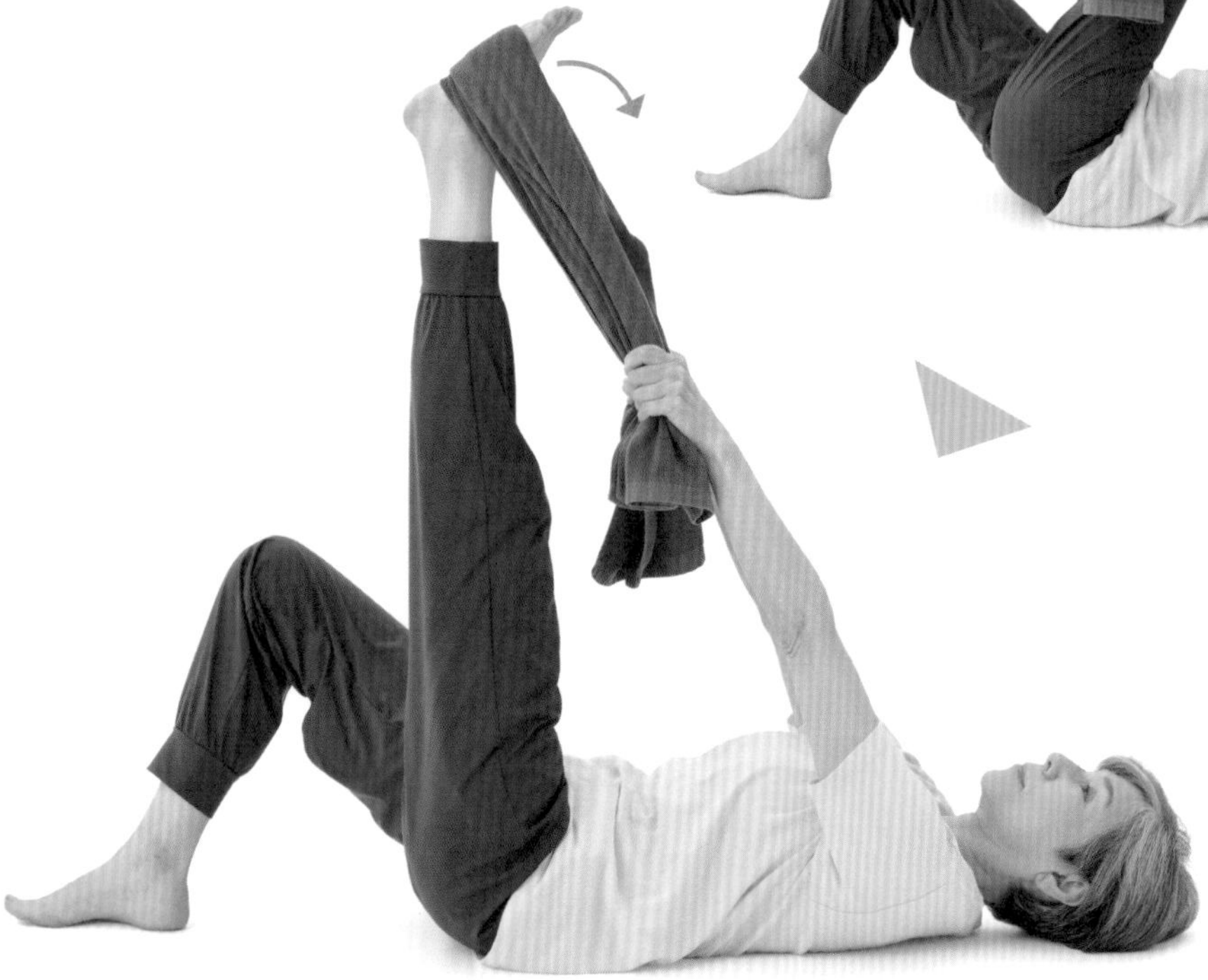

2

タオルを引き、少しずつ膝を伸ばし、ももの裏側を伸ばしていきます。10秒キープしたら、反対側も同様に。

呼吸

伸ばしている間、自然に呼吸します

ここがポイント!

タオルを引くさいは背中を丸めずに。肩を後ろに引くようにします。

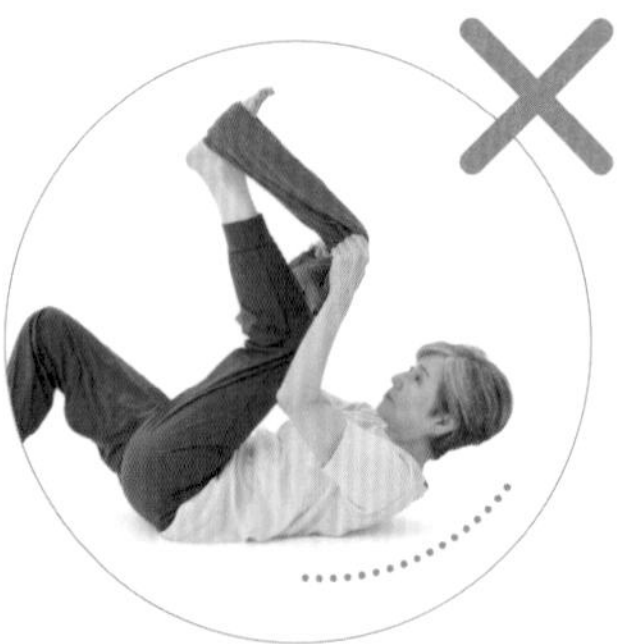

動画でチェック!

筋トレ

椅子スクワットキープ

難易度 ★★★むずかしい　回数 10秒×3セット

1

支えがある状態でおしりを後ろにしっかり引いて立ち、少し膝を曲げてしゃがみます。

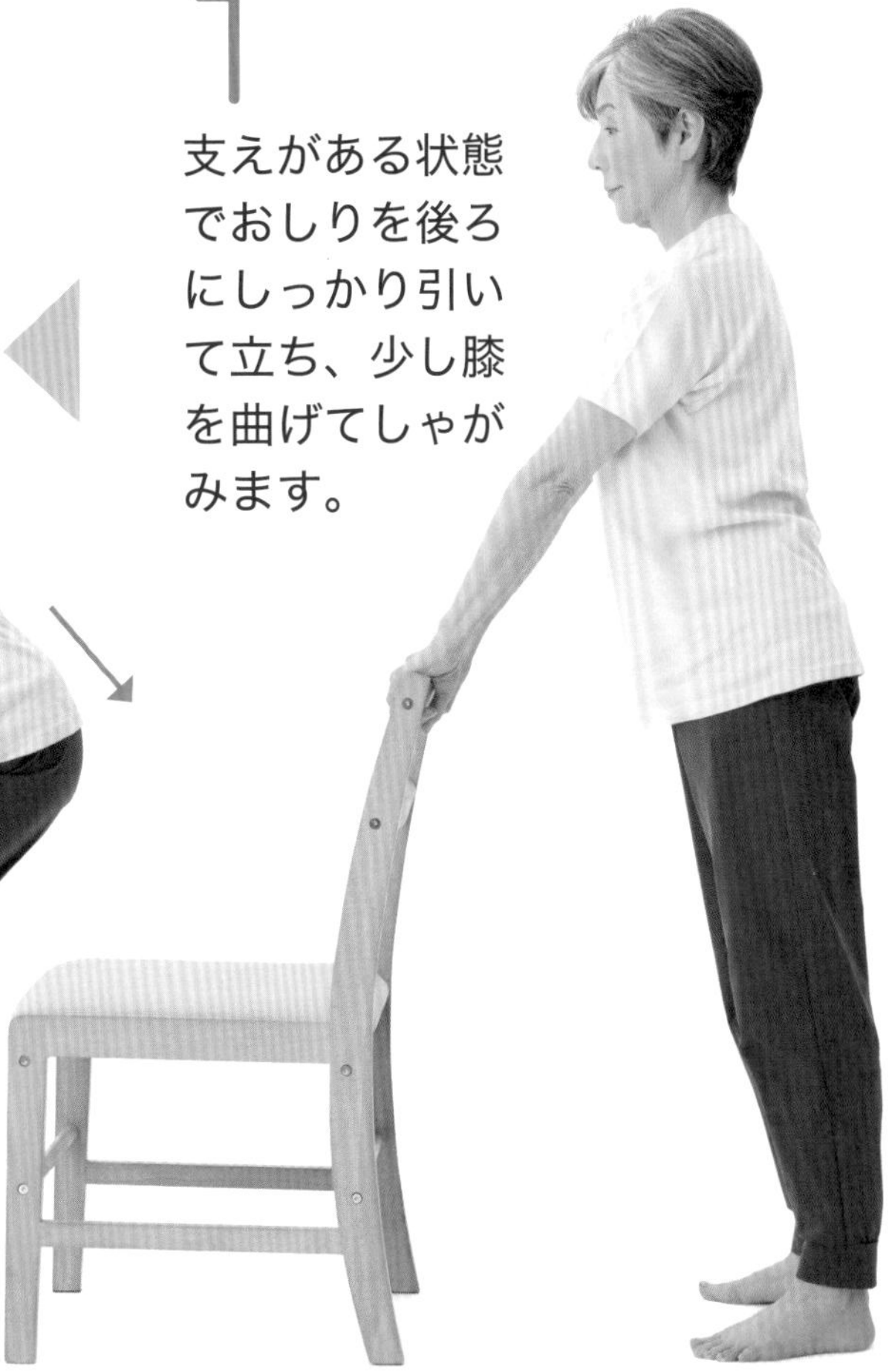

2

おしりと太もも裏の張りを感じながら、姿勢を保ち10秒キープします。

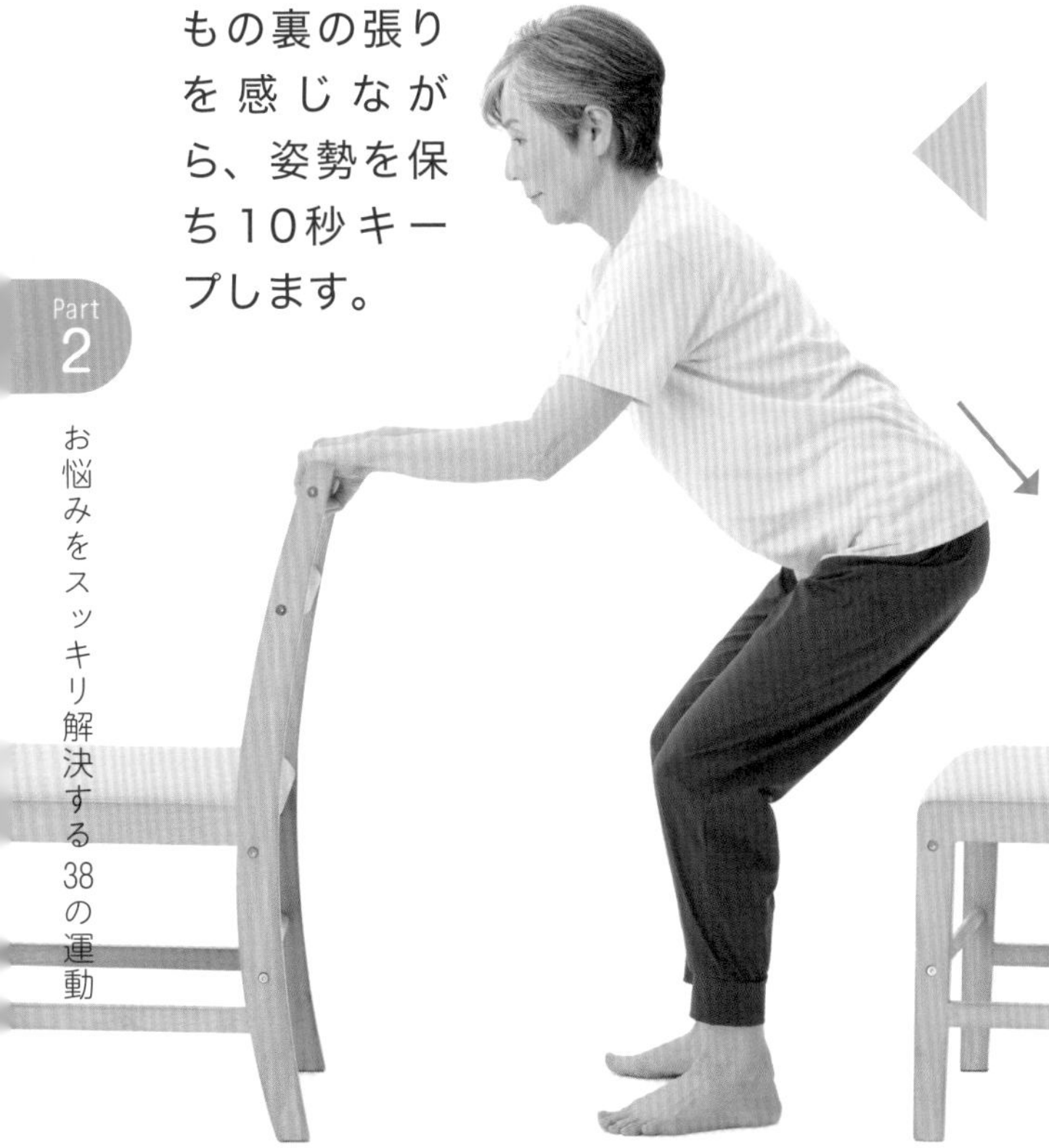

呼吸
キープ中も自然に呼吸を続けます

ここがポイント!

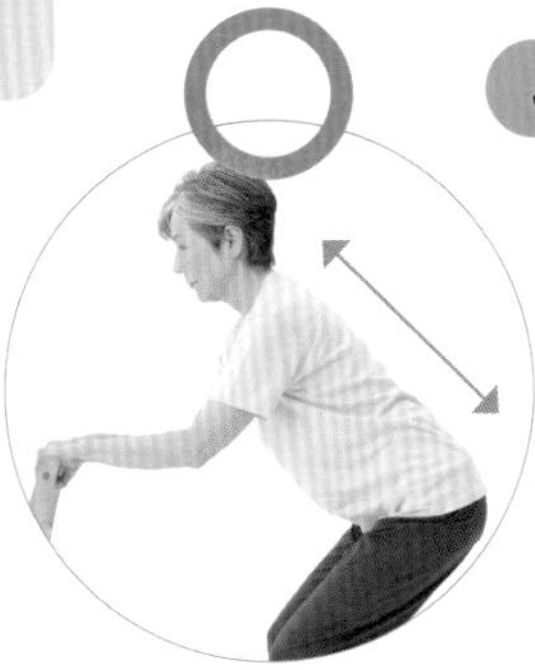

頭からおしりまでまっすぐな姿勢になるようにして行います。

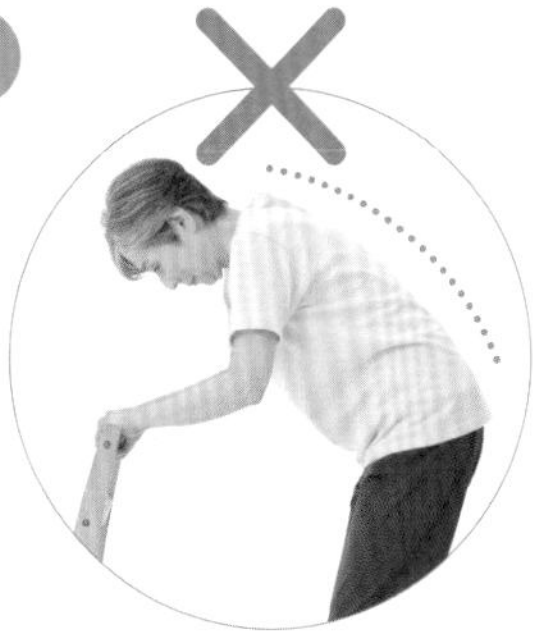

背中は丸めないよう気をつけて。

動画でチェック!

腰のお悩み 2

腰を反らせると、強い不快感がある をスッキリ!

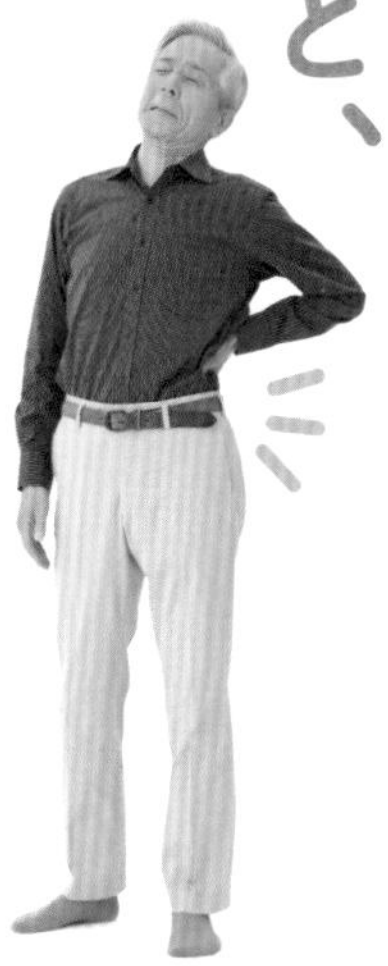

こんな悩みにも
・仰向けで寝ていると腰が痛くなる
・体をひねる動きがつらい

ねらい 胸椎・股関節の柔軟性アップ&腹筋の活性化で、「腰椎」を守る

背中が丸くなるのを避けようとするあまり、逆に「反り腰」になるケースがよくあります。腰や背中の筋肉に、押しつぶされるような圧縮感が出ているのです。

このタイプの腰の負担を軽くするには、背骨の活用が鍵です。とくに「胸椎」の可動域を広げられるかが、勝負のわかれ目。胸椎が丸まった状態で硬くなると、腰椎が過剰に動いてしまいます。

おなかの筋肉の働きも大切です。腹筋の支えがしっかりしていれば、腰は反りづらくなります。おなかを丸める動きそのものが腰のストレッチになるのです。

そして、忘れてはならないのが股関節の前面の筋肉。腰椎、骨盤を介して腰の反りに大きく関わります。

ここを動かすよう意識して!

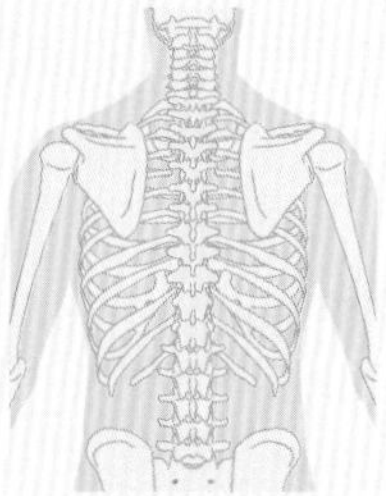

胸椎《きょうつい》

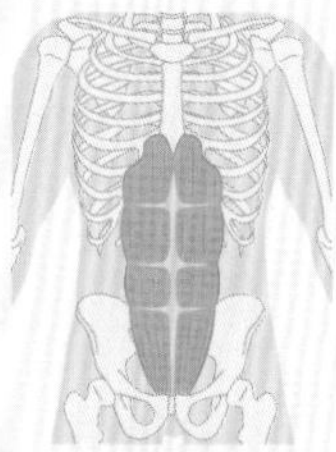

腹直筋《ふくちょくきん》

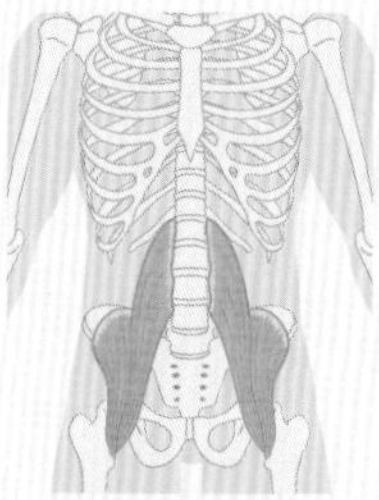

腸腰筋《ちょうようきん》

「胸椎」は背骨の首の下から腰までの間の部分を指します。ここが硬くなると後ろへ伸ばす動きが難しくなります。「腹直筋」は腰を前側から支える筋肉の一つです。ここが緩んでしまうと反り腰の原因になります。「腸腰筋」は背骨から太ももまで続く、股関節の動きを司る筋肉で、ここが縮むと腰が反りやすくなります。伸ばすことで過剰な腰のカーブを和らげられます。

仰向け肩さげストレッチ

難易度 ★やさしい　回数 10秒×3セット

1

バスタオルほどの大きさのタオルを、縦長になるように丸めて背中の上側に当たるように置きます。その上に仰向けになって寝そべり、膝を立てます。

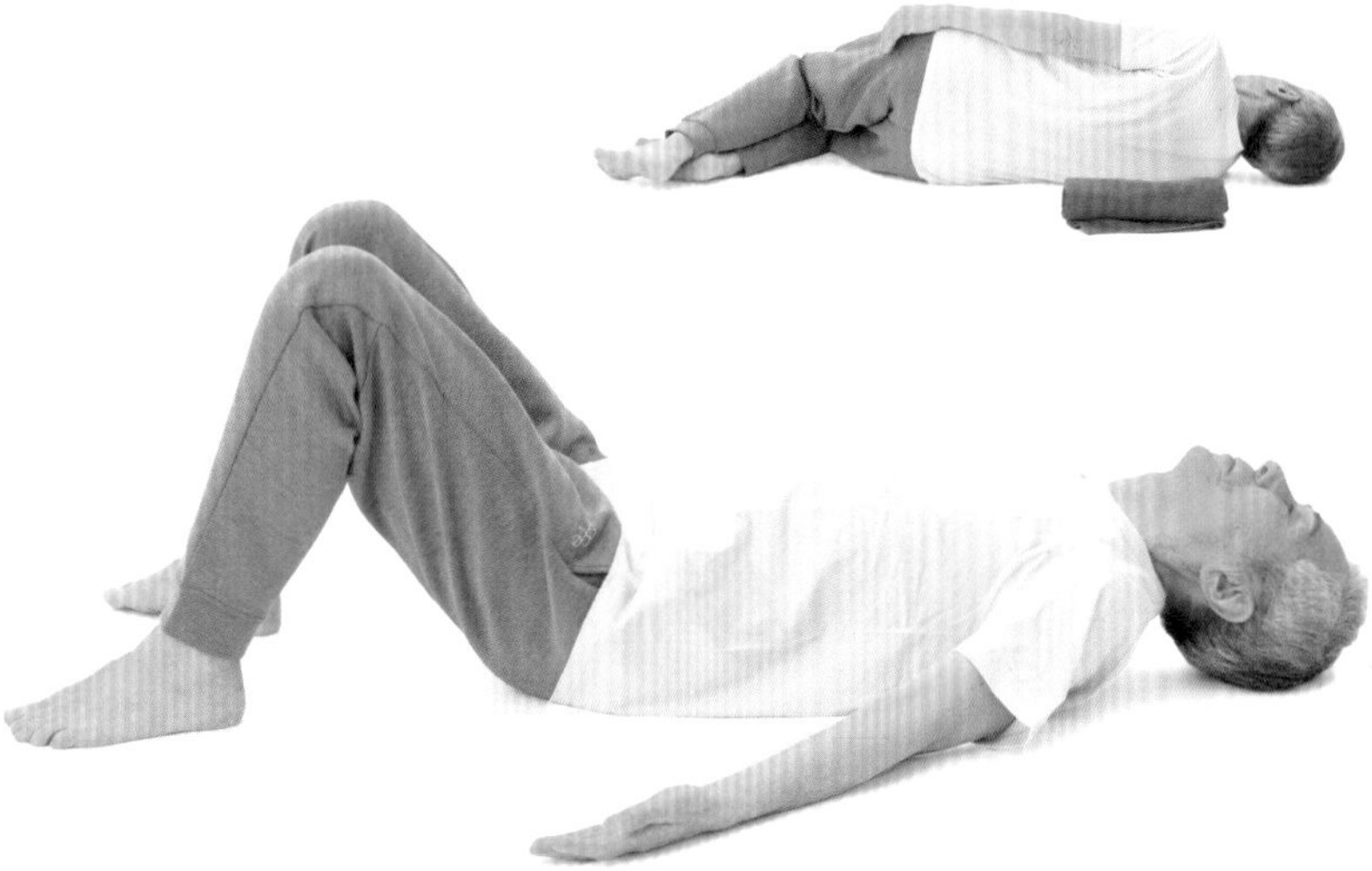

2

両肩を床側に向かってさげて胸を張り、10秒キープします。

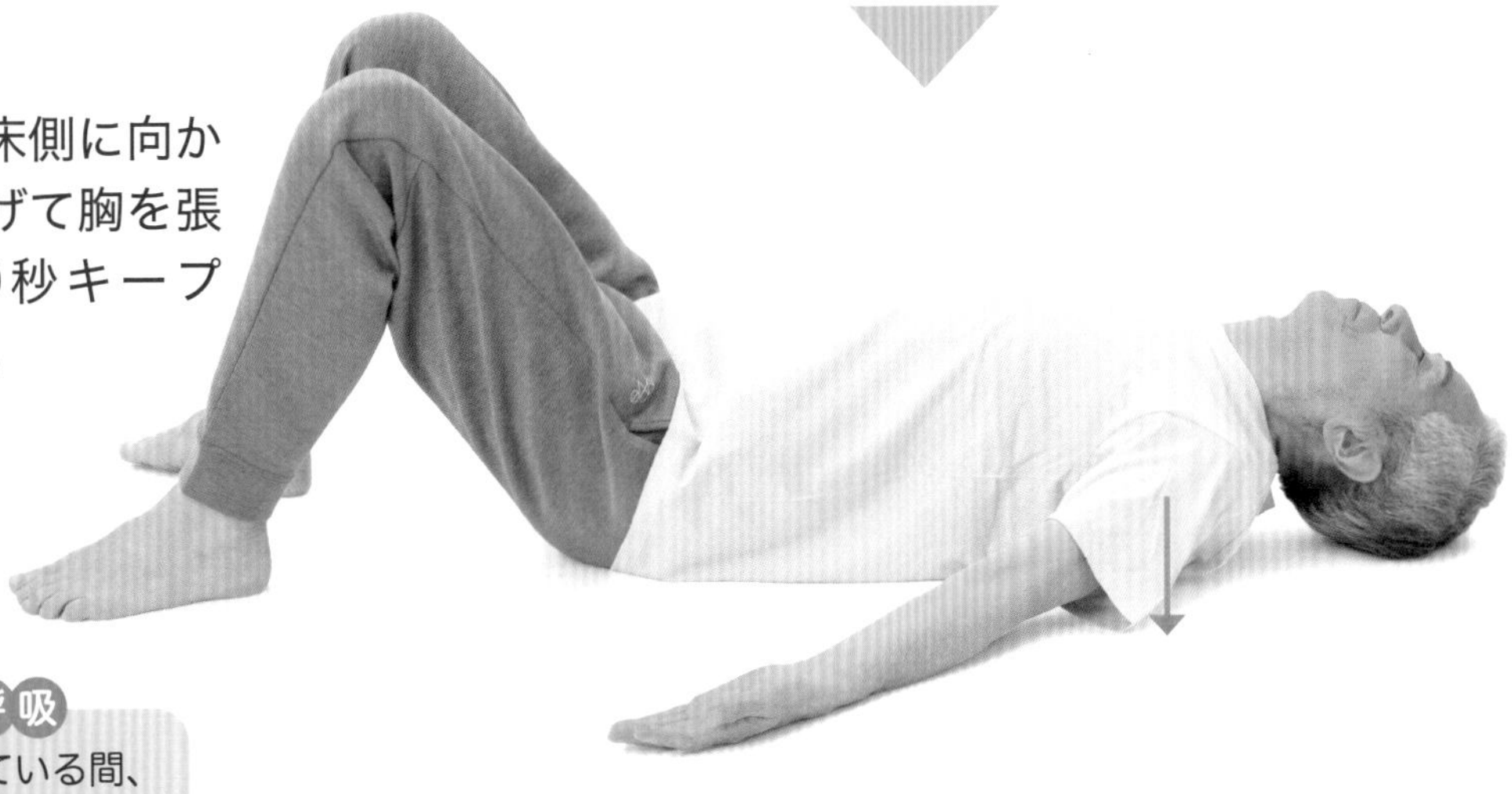

呼吸

伸ばしている間、自然に呼吸します

ここがポイント!

肩を下に押しさげたとき、胸は天井に持ちあげるようにします。

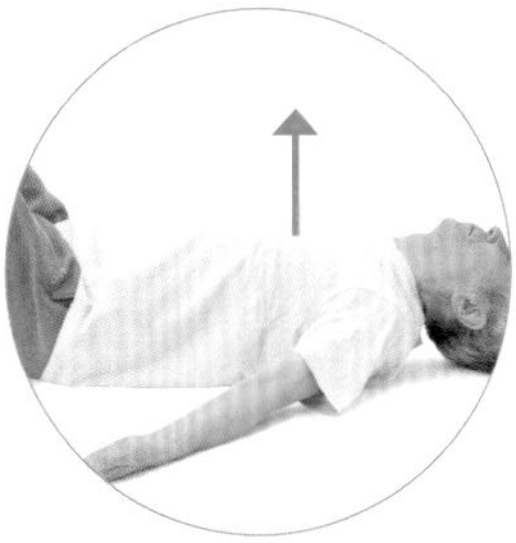

動画でチェック!

静的ストレッチ

太もも付け根広げストレッチ

難易度 ★★ふつう　回数 左右10秒ずつ×3セット

1

両手を支えやすい位置におき、片膝をついてしゃがみます。

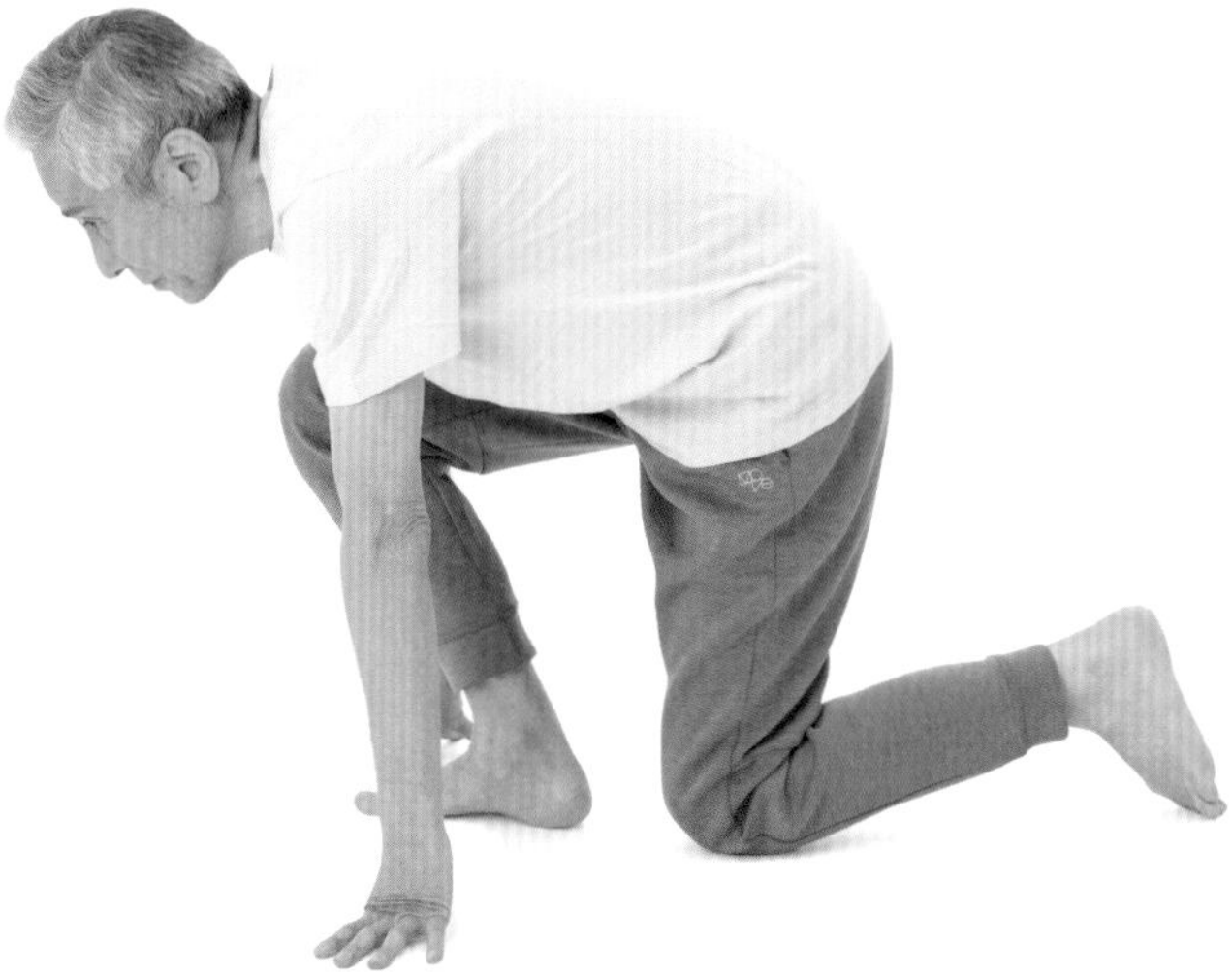

2

膝をついている方の足を後ろに引き、太ももの付け根を伸ばします。10秒キープしたら反対側も同様に。

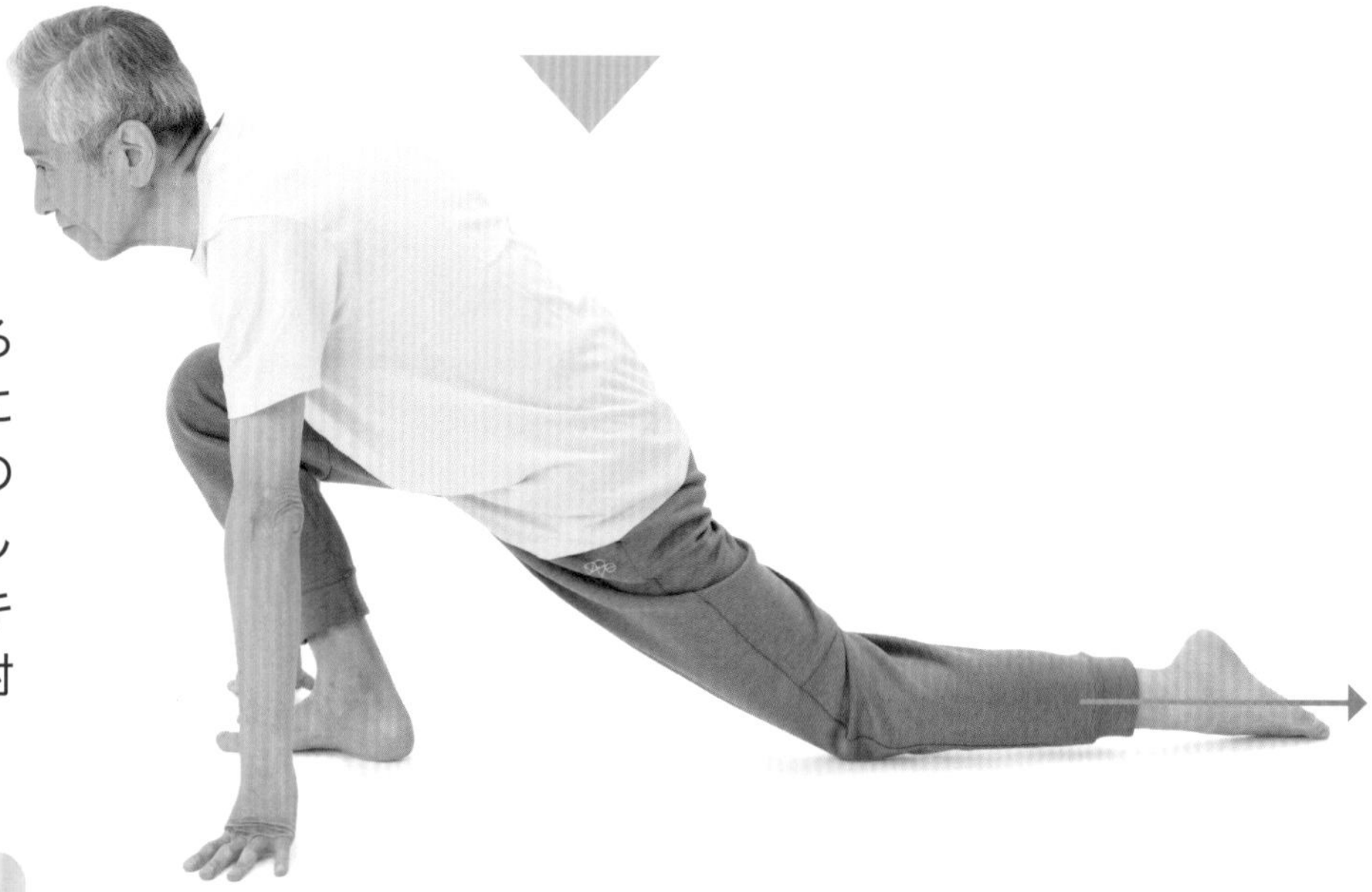

呼吸

伸ばしている間、自然に呼吸します

ここがポイント!

伸ばしている太ももを床に押しつけるイメージで行います。

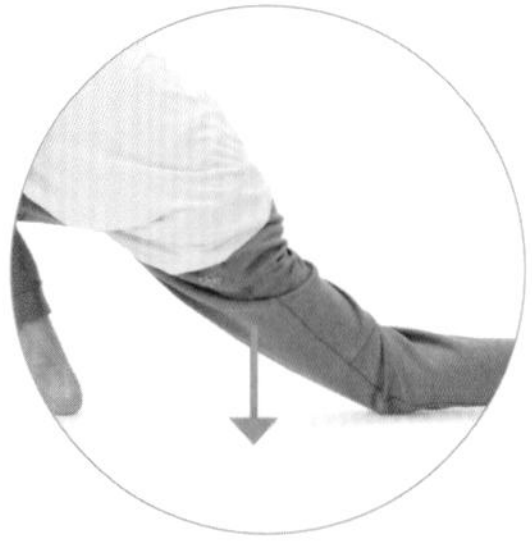

動画でチェック!

筋トレ

おしりあげ呼吸

難易度 ★★ふつう　**回数** 深呼吸3～5回×3セット

1

仰向けに寝て両膝を立て、床を踏むようにして少しだけおしりを浮かせます。

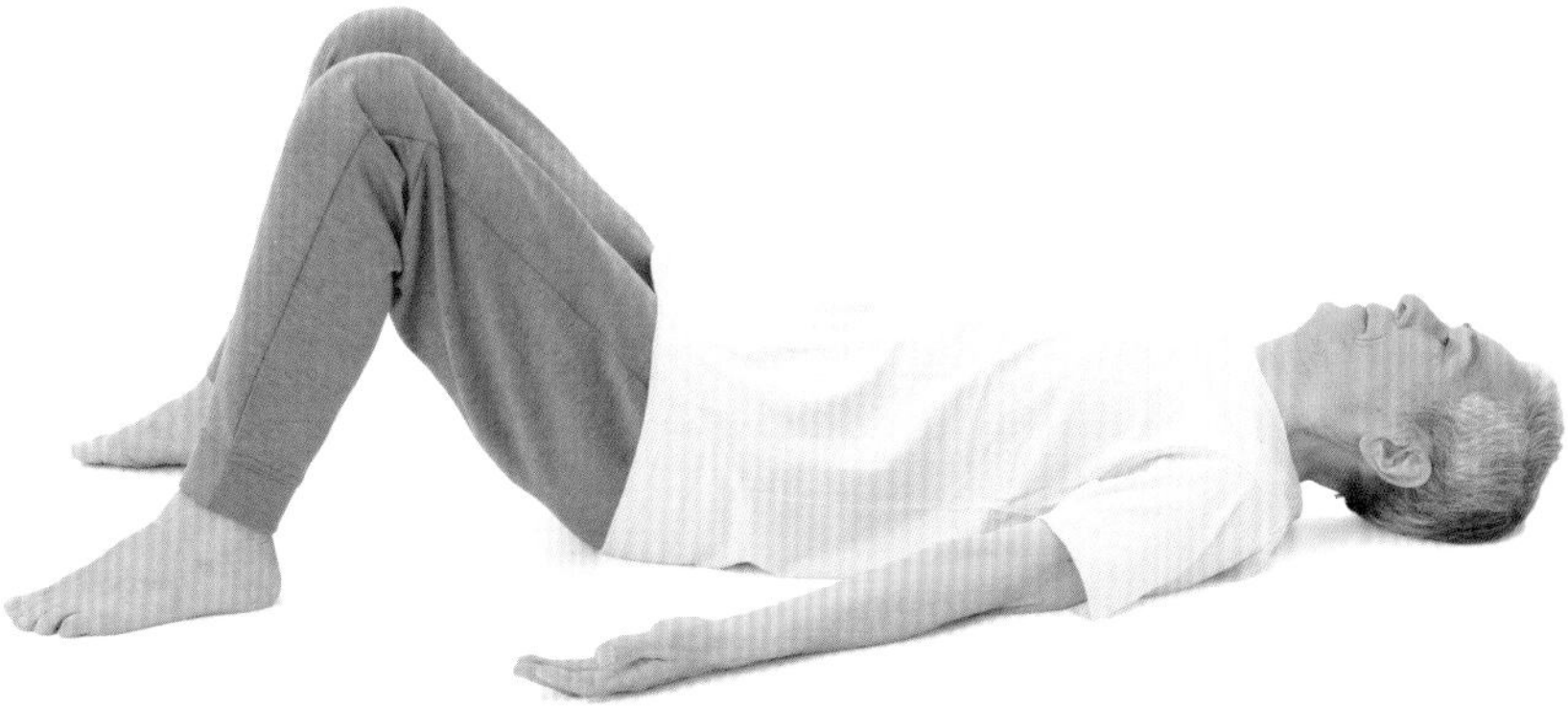

2

おしりを浮かせたまま、ゆっくり 3～5回呼吸します。

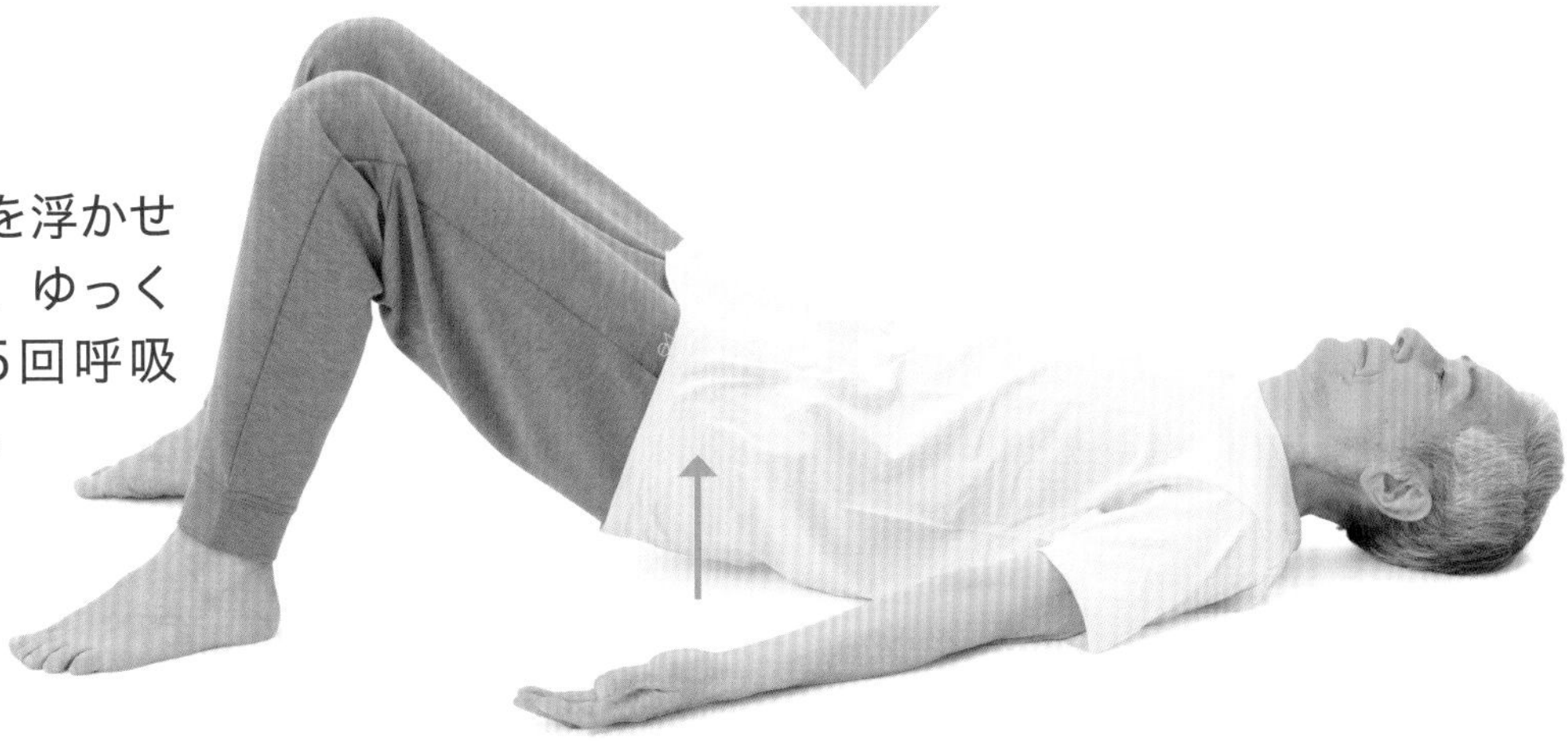

呼吸

ゆっくりした呼吸を意識します

ここがポイント!

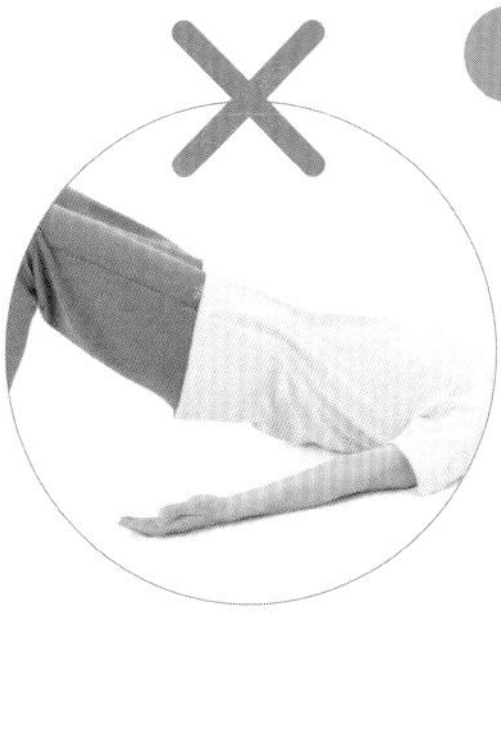

腰を反っておなかが突き出ないようにします。

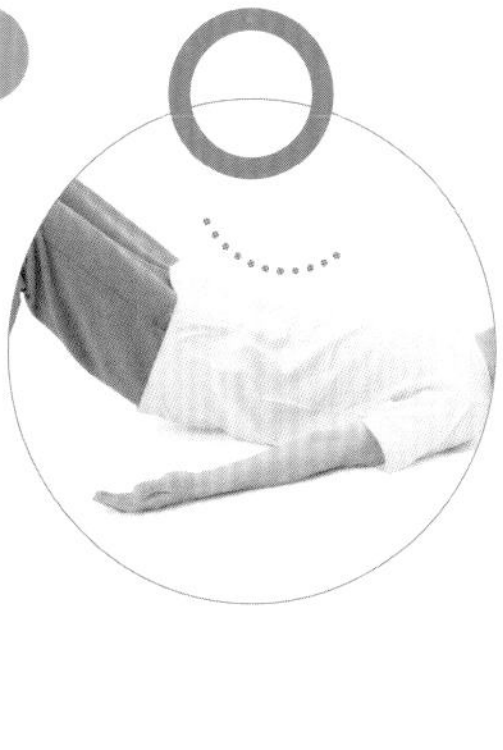

おしりを浮かせたさいは、少しおなかを丸めます。

動画でチェック!

腰のお悩み 3

座っているとなんだか腰がダル～くなってくる をスッキリ!

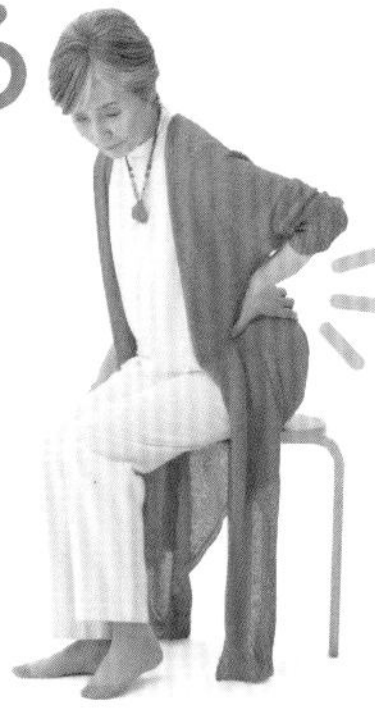

こんな悩みにも

・椅子から立ち上がるとき、体を起こしにくい
・寝返りを打ちづらい

ねらい 体幹部の硬さを取り除き、背骨のしなる動きを回復させる

座りっぱなしで同じ姿勢をとり続けると、体は気がつかないうちに緊張状態に。胴体が、重たい頭と動かない下半身に挟まれて、ガチガチになるのです。この硬さが腰痛をもたらします。まずは体の中心軸である背骨、姿勢を支える筋肉が集まる体幹部の滑らかさを取り戻しましょう。

方法はシンプルで、「体を丸める・反らす」を繰り返すだけ。もっとも、首から腰までつながる背骨を動かすのは意外と難しいものです。勢いに任せるのではなく、骨盤の動き、背骨の動きを感じながら動かすのがよいでしょう。背骨はその一つひとつが関節ですので、それらも意識すべきです。

座り時間が長い方は、30分に一度程度は立って動くことも忘れずに。

ここを動かすよう意識して!

「脊柱（背骨）」は、首の頸椎、胸の胸椎、腰の腰椎が連なって構成され、骨盤の上で安定することで形を保っています。「座ったままで骨盤が動かない」「前かがみになったまま」「背もたれにのけぞったまま」では本来の背骨のカーブから遠ざかり、楽な姿勢なのに体には強い負荷がかかることに。意識的に動かすことで、背骨を支え、動かす筋肉を刺激しましょう。

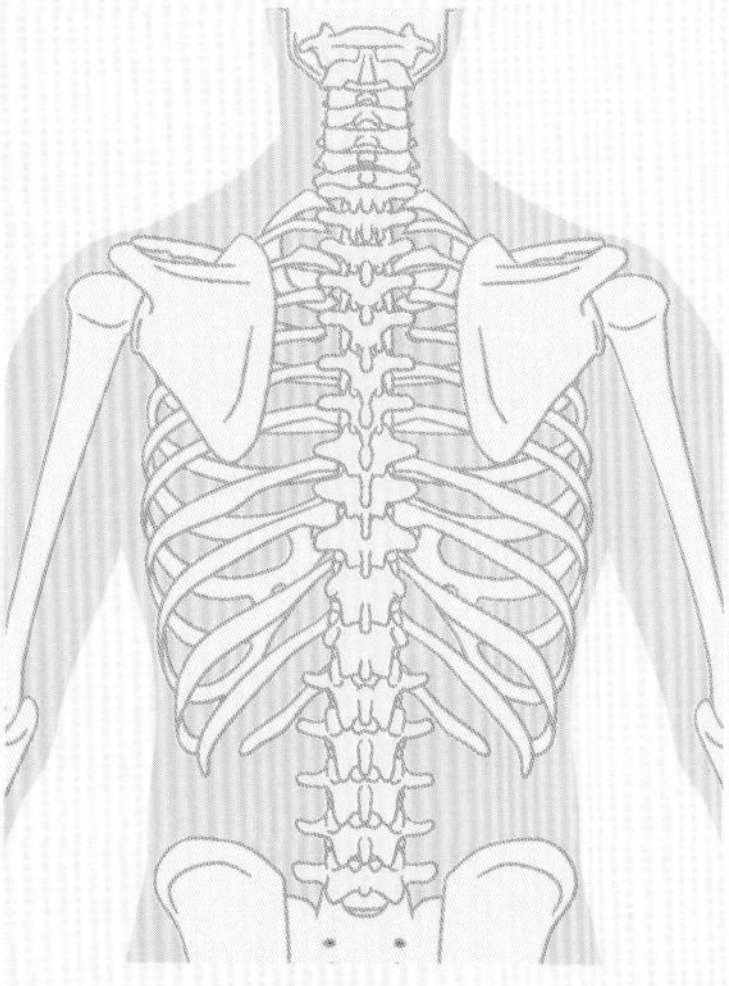

脊柱《せきちゅう》

動的ストレッチ

丸まるシャッキリストレッチ

難易度 ★★★むずかしい　回数 8～10回×3セット

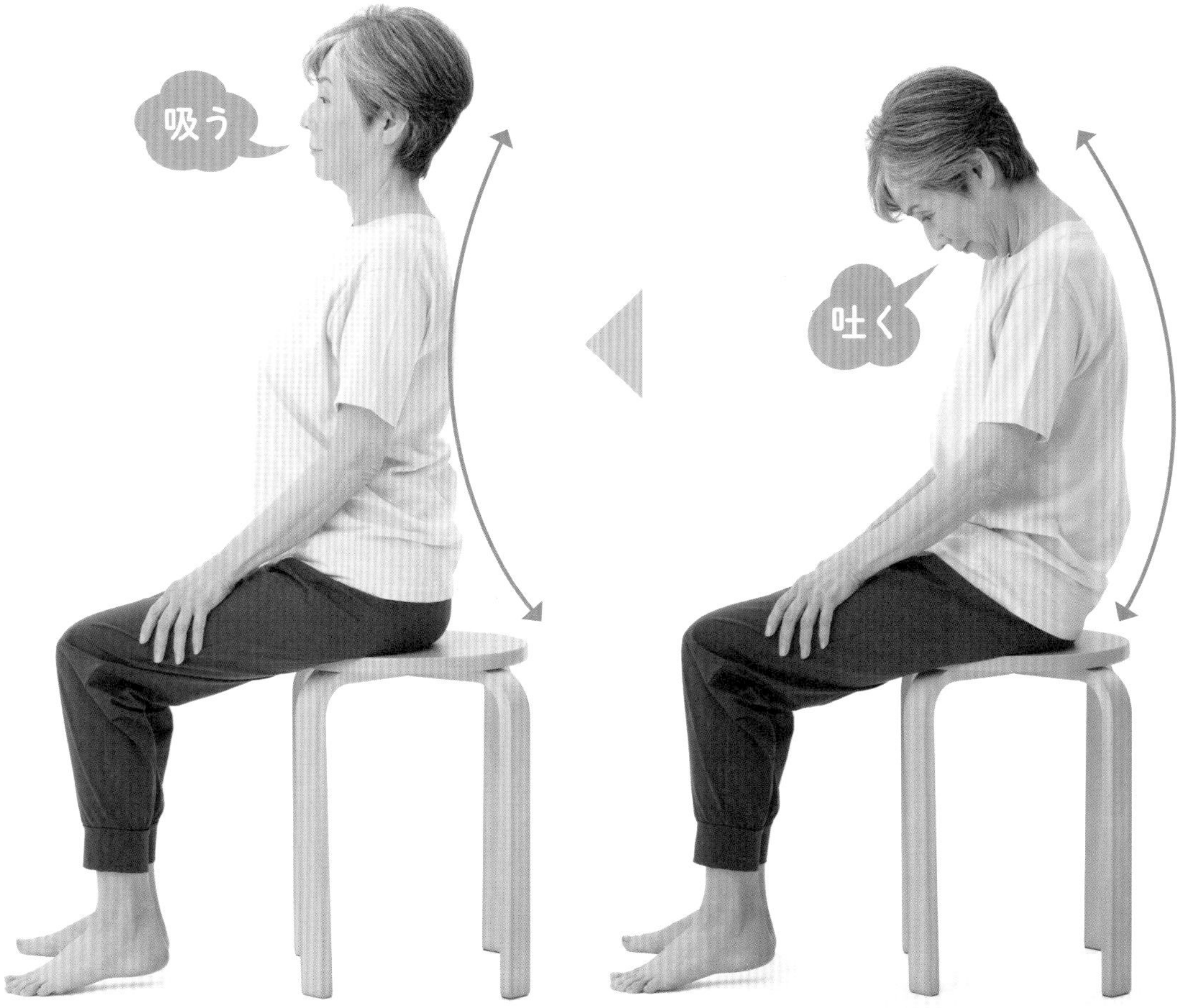

1 座った状態で骨盤を後ろに倒すようにして、ゆっくり背中を丸めます。

2 骨盤を起こし、みぞおちを前に出すようにゆっくり背中を伸ばします。元に戻して8～10回繰り返します。

ここがポイント！

背骨が丸まる、反る意識で行います。頭のみが上下しないように気をつけましょう。

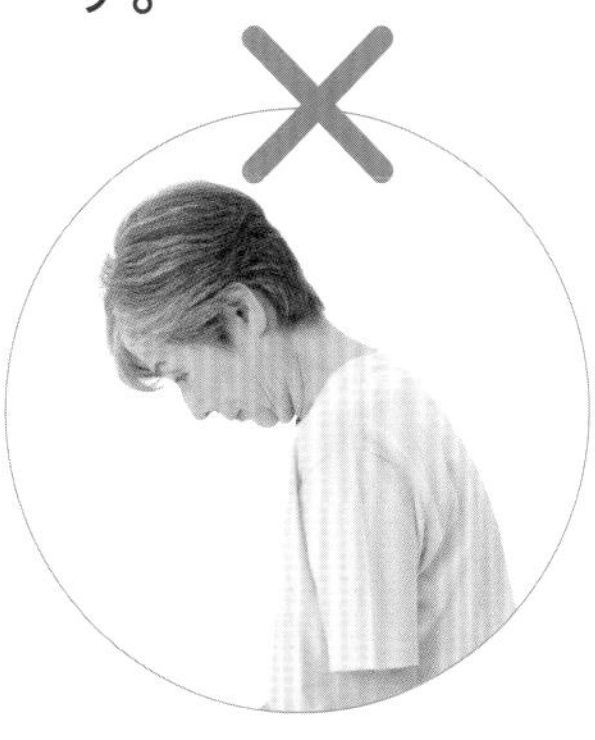

動画でチェック！

首・肩のお悩み 1

うなじのまわりがカチコチで振り向けないをスッキリ！

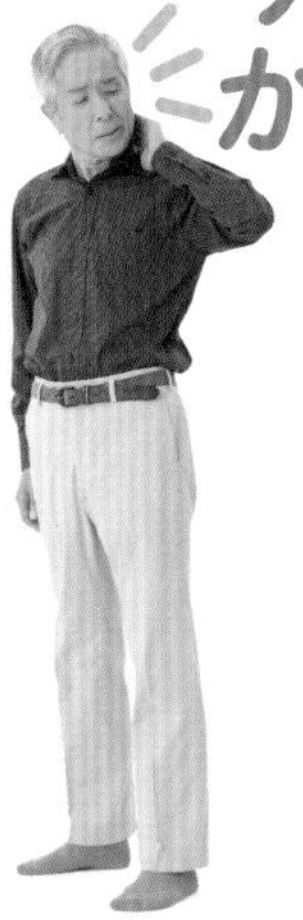

こんな悩みにも

- パソコンに向かっていると、首が硬くなる
- 寝違えが増えた

ねらい 首を動かす筋肉をゆるめて、頸椎を回せる幅を広げる

車の運転中、後ろを確認するために振り向こうとしたら、首が回らなくて体ごと動かさざるを得ない。ゴルフ中、コースとボールを確認するたびにアドレスがずれる。首は動いているけど詰まる感じがする。

重い頭を支えている首まわりの筋肉は、日常的に大きな負荷がかかっているため、ともすればカチコチになりやすいもの。加齢で筋量が減ってくればなおさらです。

改善のために、まず動かしたいのが「頸椎」周辺の筋肉です。回旋運動（コマのように軸を中心に回す動き）に使う筋肉を伸ばして、動かせる範囲を少しずつ広げましょう。首がのっている胴体の硬さも、首のコリや痛みに影響するので姿勢の改善にも注意が必要です。

ここを動かすよう意識して！

「頸椎」は背骨のうち、首の部分に当たる７つのパーツを指します。首がくるくる回るように、小さめの骨が積み重なっています。とくに頭部とつながっている部分は、回す・うなずくといった首の動きのほとんどを制御しています。「頸板状筋」「頭板状筋」は頸椎の後ろ側にあり、頸椎を左右に動かす動作に深く関わります。

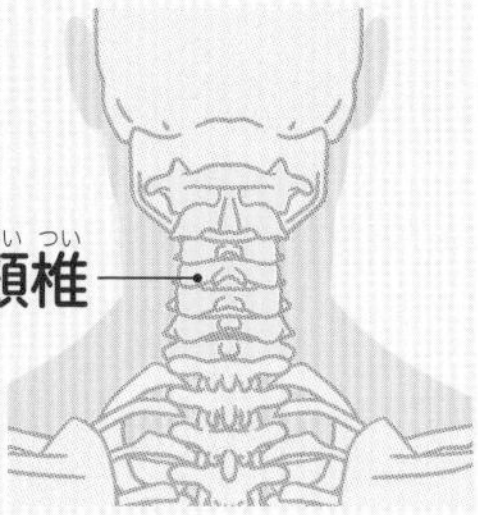

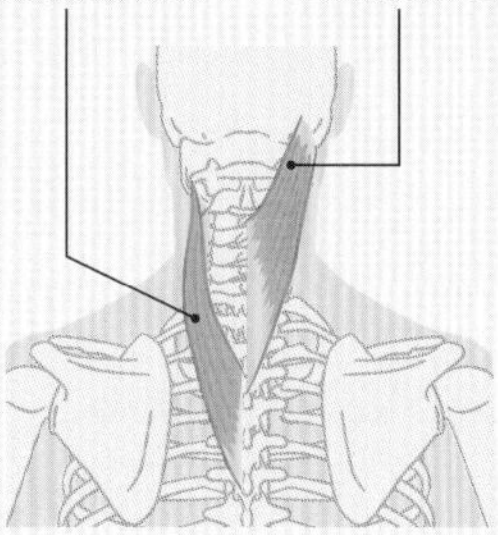

※各エクササイズは、積み重なっている骨が動いているイメージで行い、勢いをつけないように気をつけます。一回一回をていねいに。動かし方により痛みが出たり、腕がしびれるようなら、その方向は中止してください。

静的ストレッチ

下向き首伸ばし

難易度 ★やさしい　**回数** 左右10秒ずつ×3セット

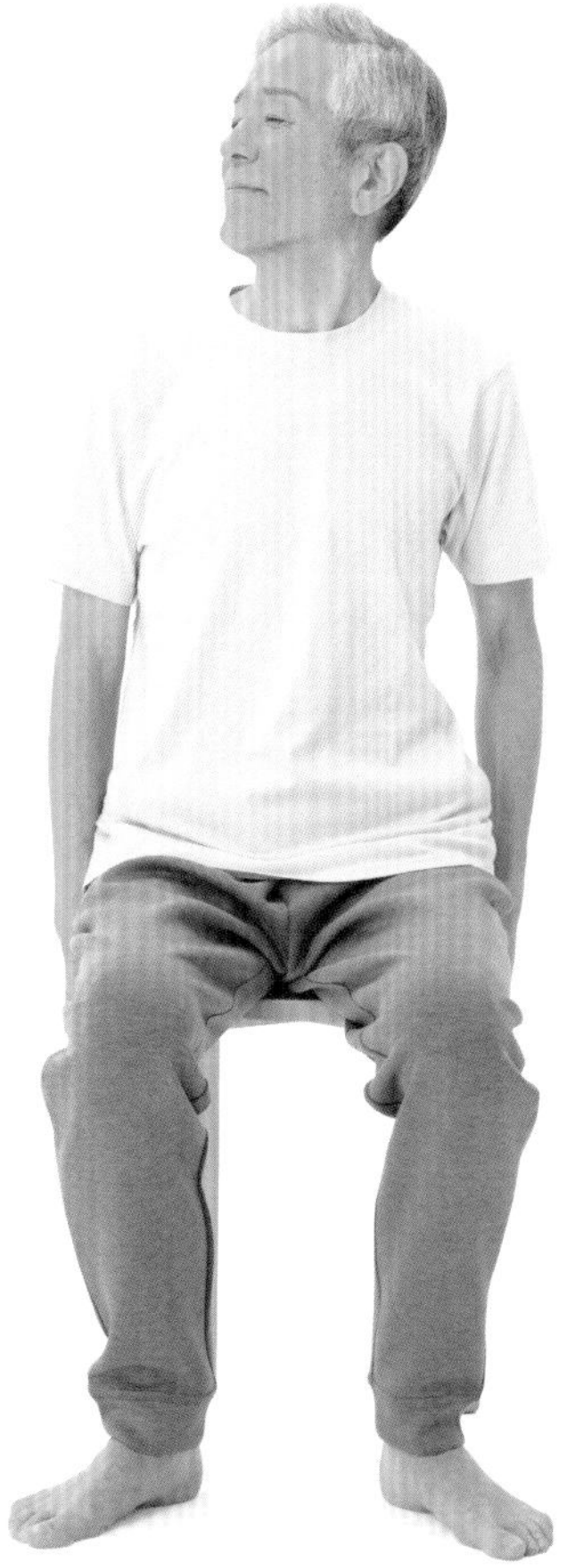

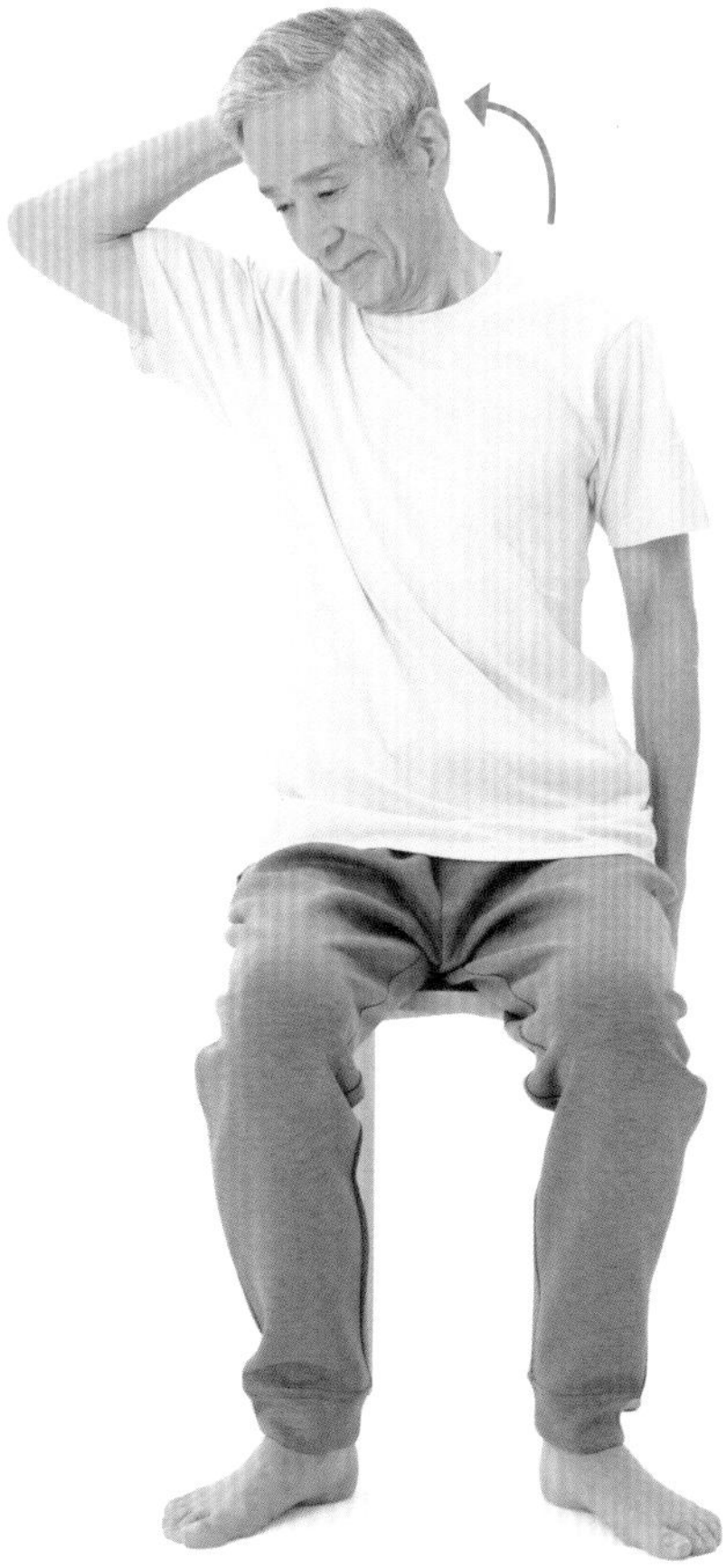

1 片手で椅子の座面の下をつかみ、腕を固定します。

2 頭を斜め45度ほど傾けて下を向き、逆の手を後頭部に添えて首の後ろ側を伸ばします。10秒キープしたら、反対側も同様に。

呼吸
伸ばしている間、自然に呼吸します

ここがポイント!

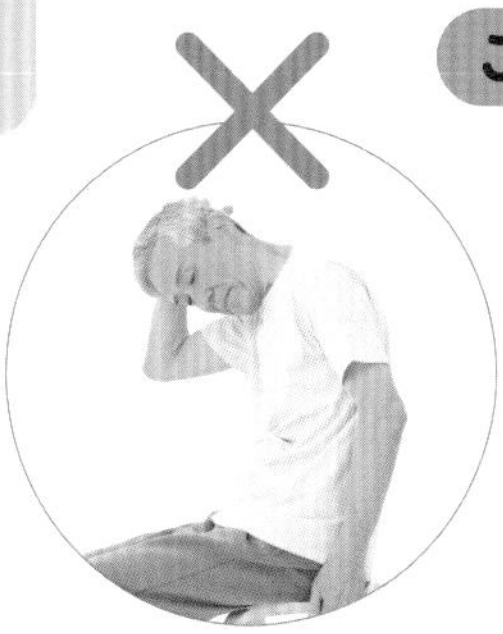

上半身が一緒に前に傾かないようにします。

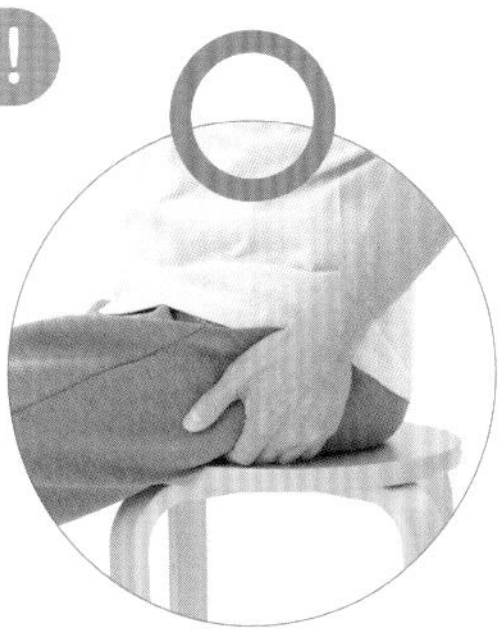

お尻の下に手を挟んで固定しても大丈夫です。

動画でチェック!

タオルde首回しストレッチ

難易度 ★★ふつう　回数 左右3～5回ずつ×2セット

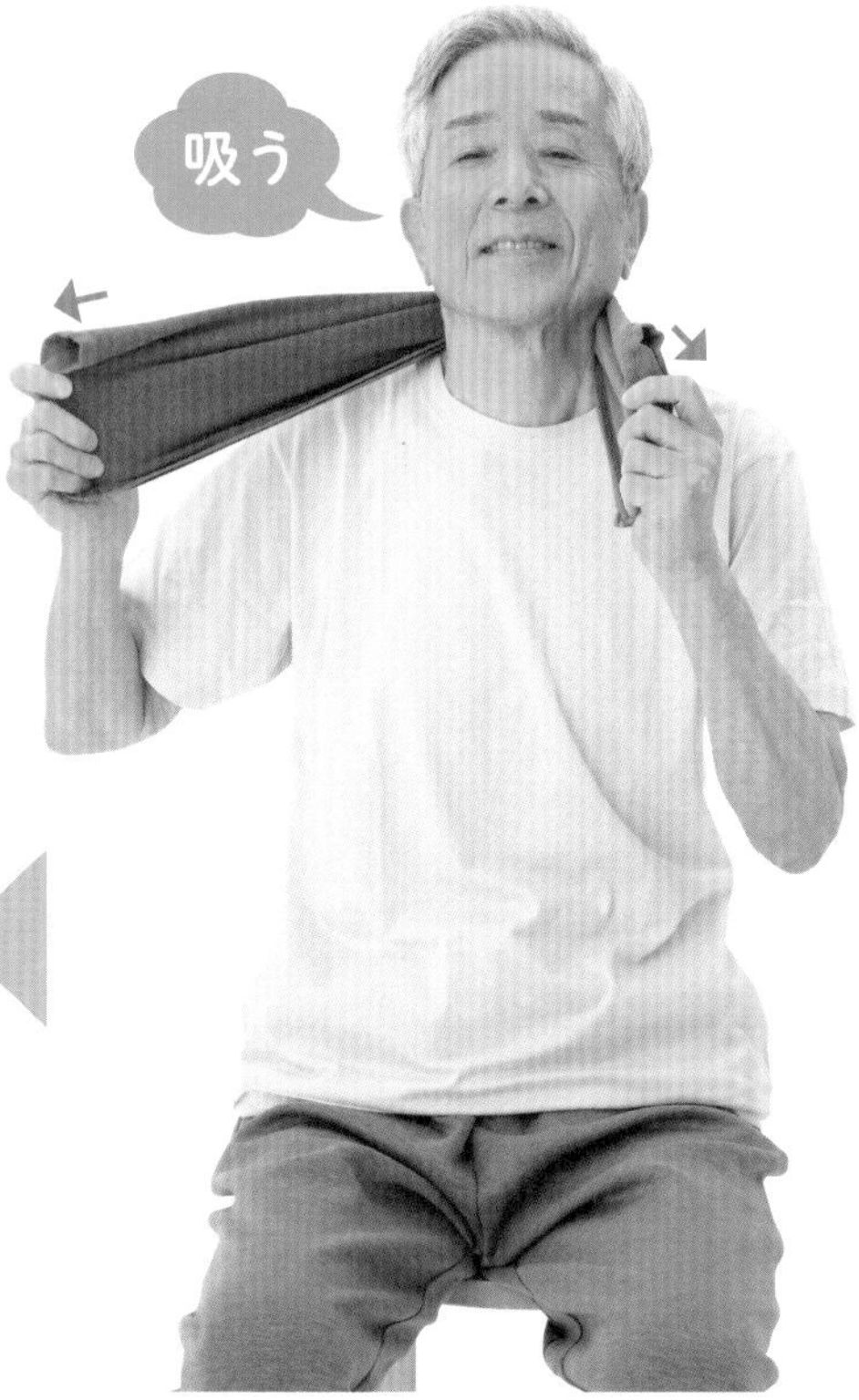

1 首の後ろにタオルをかけて片手は前側に、もう片方は外側に向けて引っ張ります。

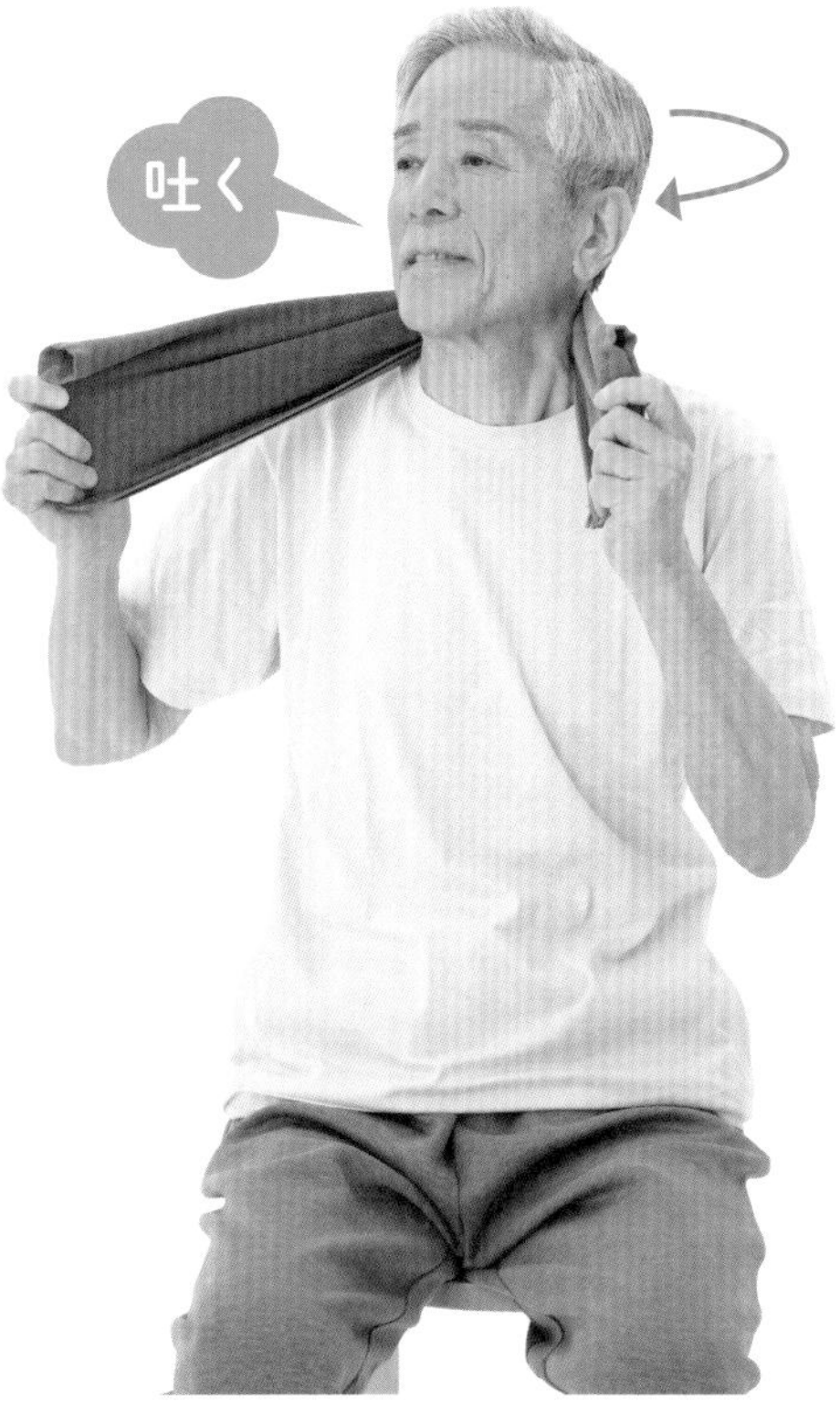

2 外側に引っ張っている側にゆっくり首を回し、また戻します。3～5回繰り返したら、反対側も同様に。

ここがポイント!

首を動かすさい、タオルの向きが変わらないようにします。

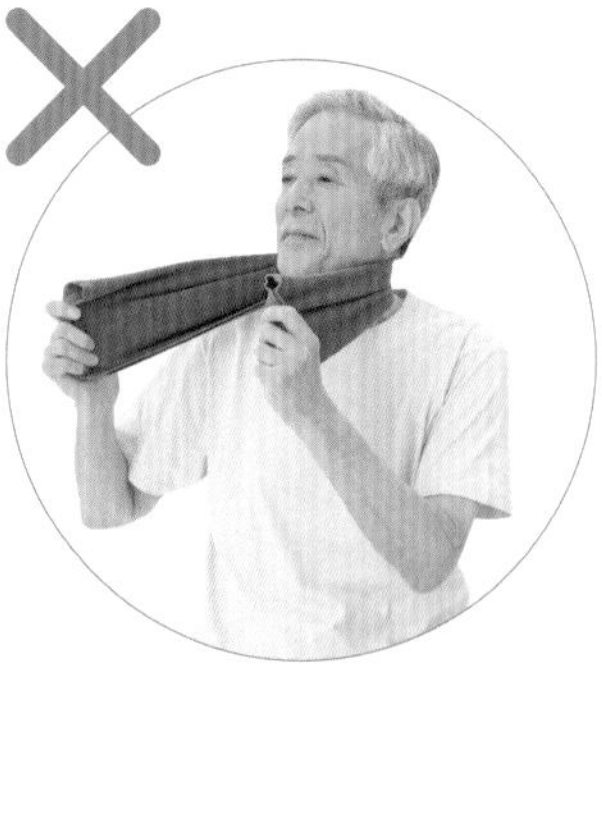

動画でチェック!

首から下の回旋運動

難易度 ★★ふつう　回数 左右3～5回ずつ×2セット

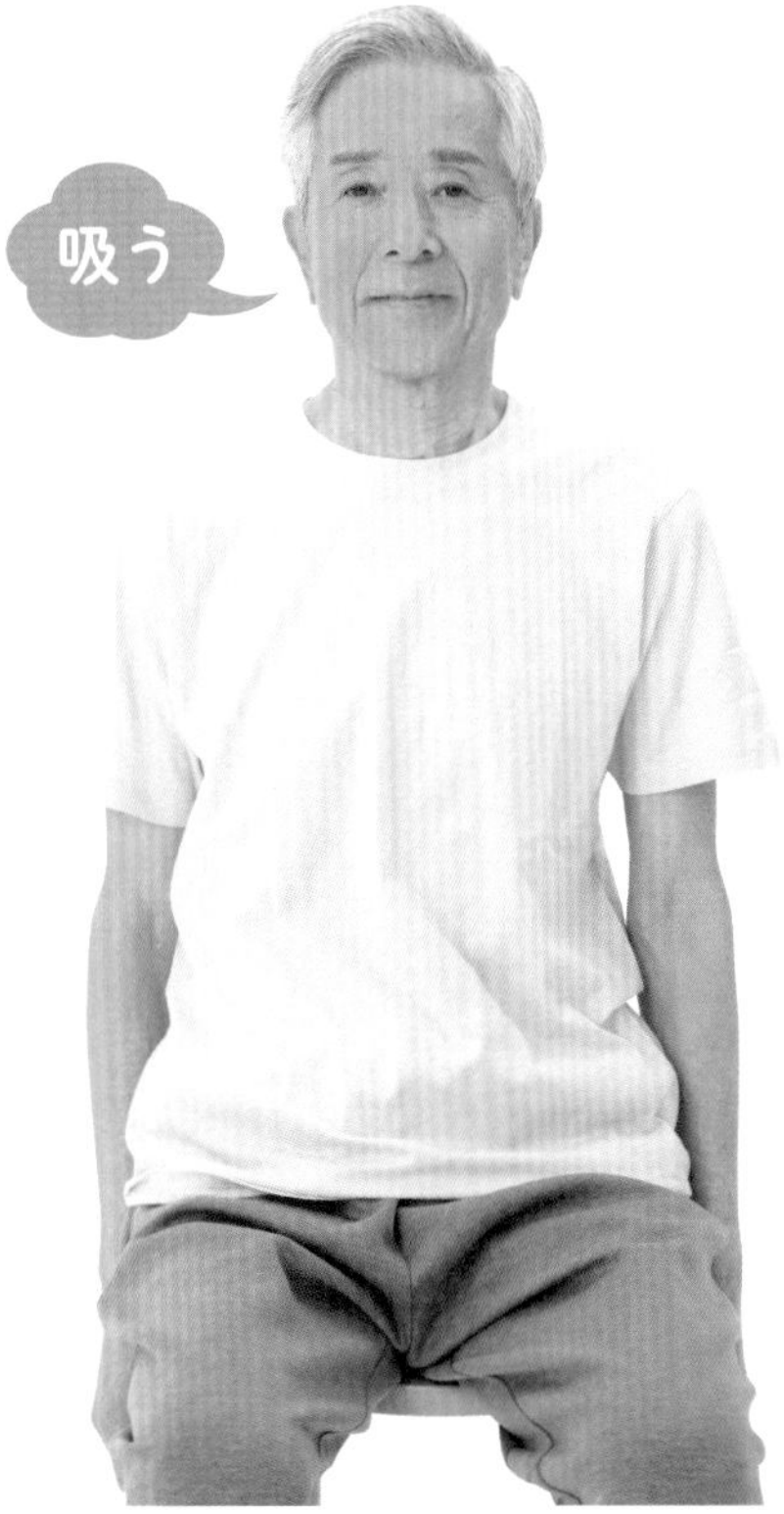

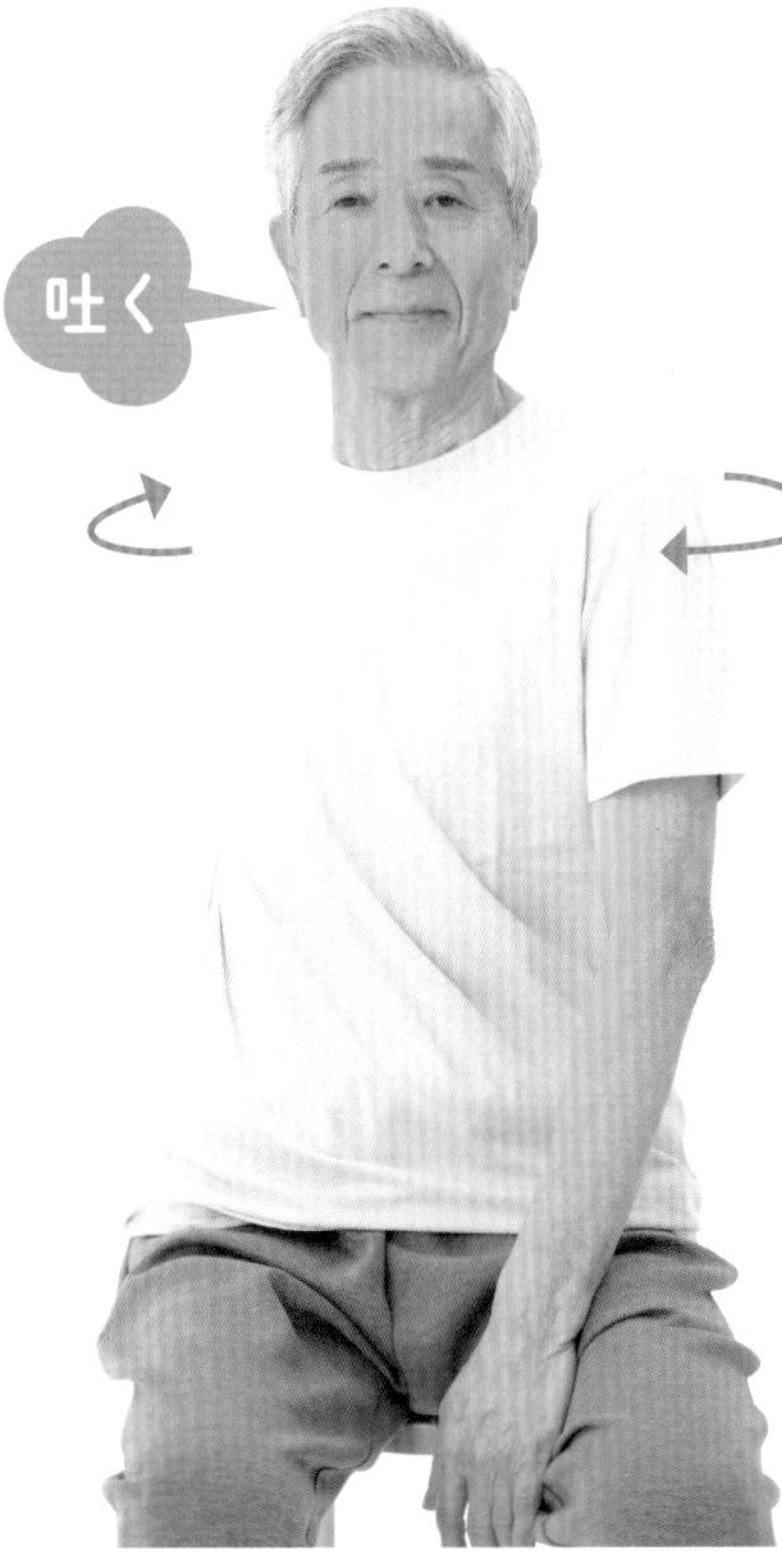

1 目線をまっすぐ前に向け、頭を固定します。腕は自然に下げます。

2 目線と頭を固定したまま胴体を片側に向け、少しずつひねっていきゆっくり元に戻します。3～5回繰り返したら、反対側も同様に。

ここがポイント!

胸とウエストだけを回していく意識で。目線を一点に集中して行うと頭が安定します。

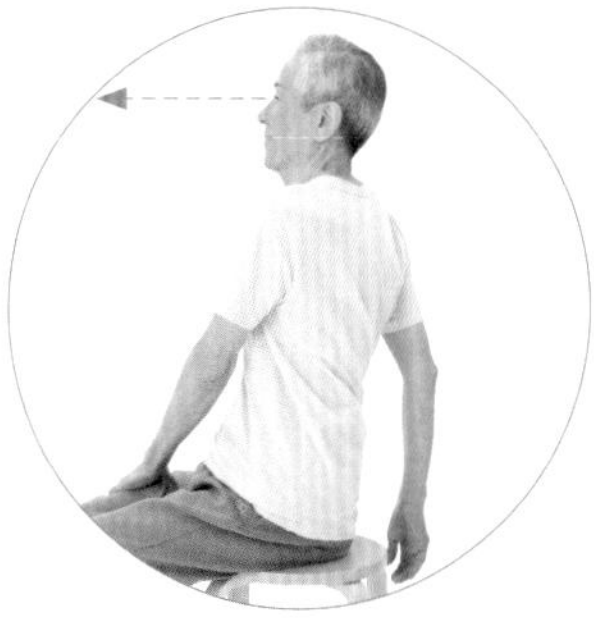

動画でチェック!

首・肩のお悩み 2

首と肩がまるで岩！をスッキリ！

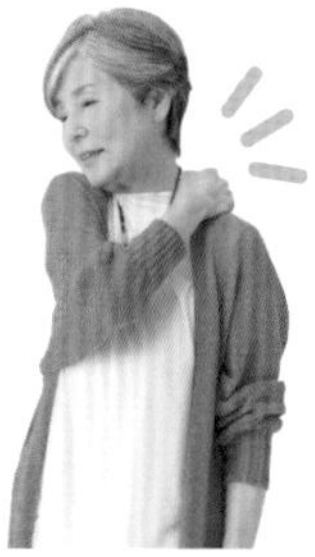

こんな悩みにも

・肩こりが酷すぎて頭痛がする
・肩がパンパンに張っている

ねらい 肩まわりのガチガチ筋肉を動かして、たまっている疲労物質を流す

肩こりは体の不調の代表格。厚生労働省の発表によれば、「不定愁訴※」の症状のなかで、男性2位、女性1位となっています。「肩はこっていません」という方でも、誰かに触られると、肩が硬くこわばっていることに気づくケースがよくあります。

肩まわりがこるのは、重い頭と両腕をガッチリ支えている部分だから。もしも首・肩の筋肉がなければ、頭と腕は体から外れ落ちてしまうでしょう。それほどの負荷が日常的にかかっているため、筋肉の血行が滞り、疲労物質がたまり、じわじわ硬くなっていくのです。

慢性の肩こりは少しの運動では改善しにくいもの。小まめなエクササイズを心がけ、疲労の蓄積を防ぎましょう。

ここを動かすよう意識して！

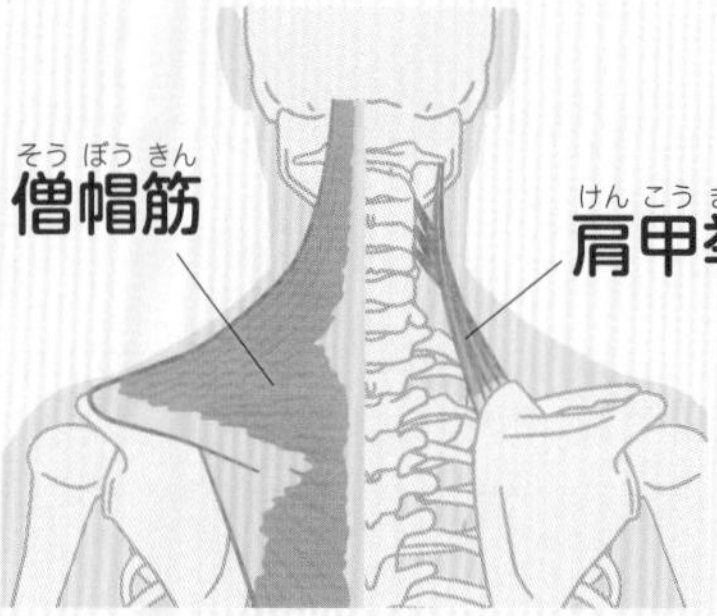

「僧帽筋」は背中の上半分を覆っていて、肩甲骨を動かす役割を担っています。肩こりはこの筋肉の上側の部分の不具合で起こります。「肩甲挙筋」は名前の通り「肩甲骨を持ち上げる筋肉」です。

これらの筋肉の負担が大きくなると、肩甲骨と後頭部をつなぐ部位が疲労し、血行不良が生じてしまうのです。適切なエクササイズで緊張状態をゆるめて、筋肉のポンプ機能を回復させてあげましょう。

※病気やケガといった原因がないのに、腰痛などの体の不調が表れること

静的ストレッチ

首の傾け伸ばしストレッチ

難易度 ★やさしい　回数 左右10秒ずつ×3セット

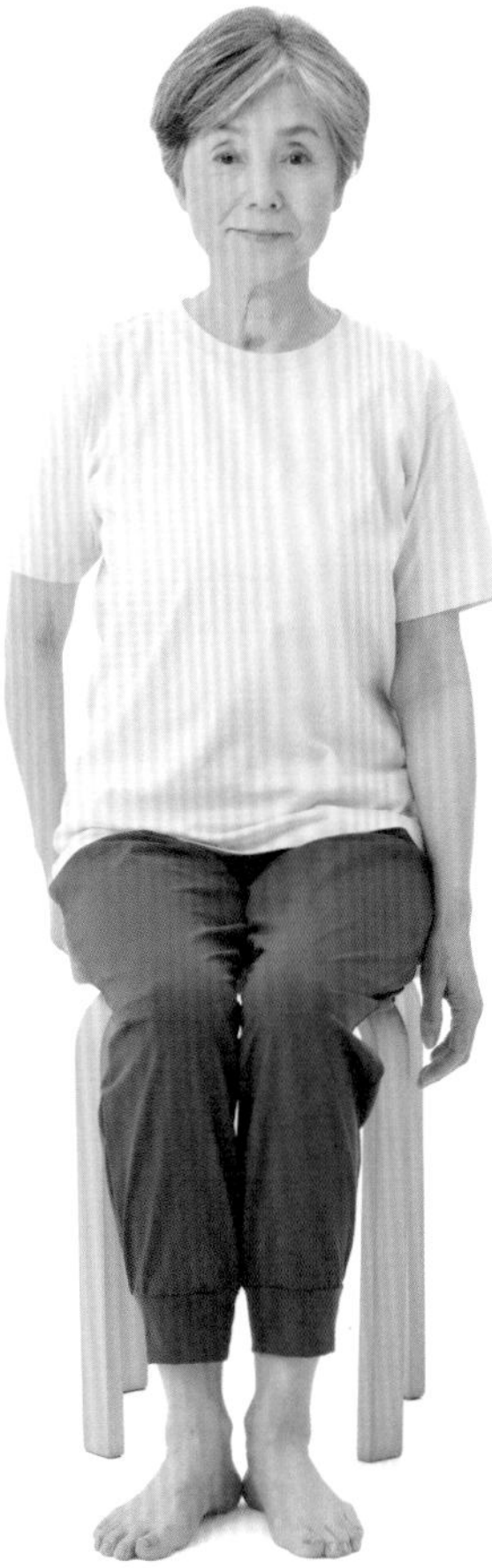

1 片手を下げ、椅子の座面の下をつかみ、腕を固定します。

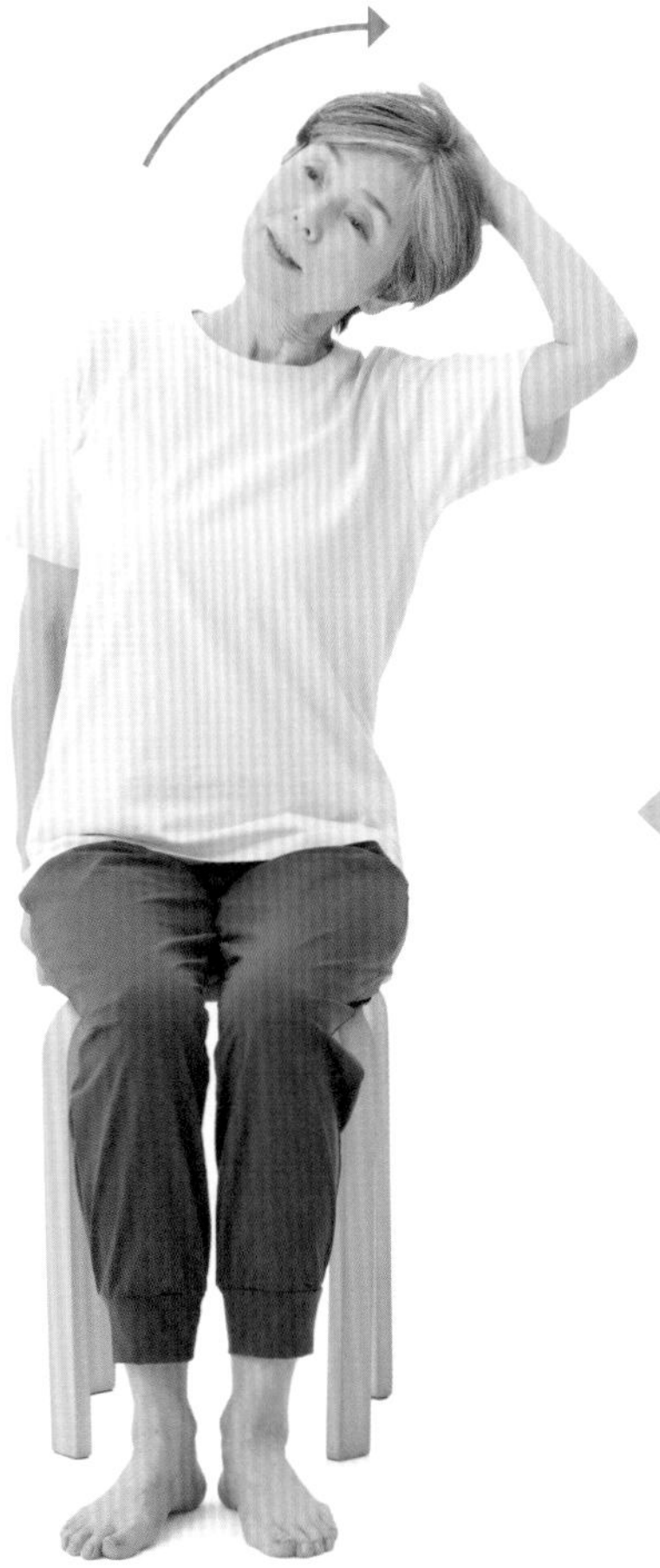

2 下げている腕の反対側に首を傾け、逆の手を頭に添えて首筋を伸ばします。10秒キープしたら、反対側も同様に。

呼吸

伸ばしている間、自然に呼吸します

動画でチェック!

ここがポイント!

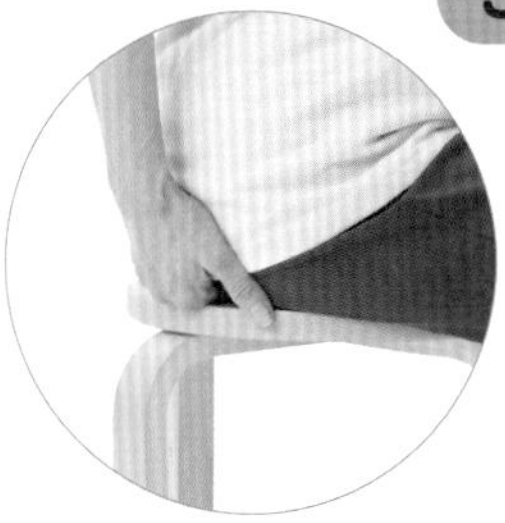

おしりの下に手を挟んで固定してもOKです。

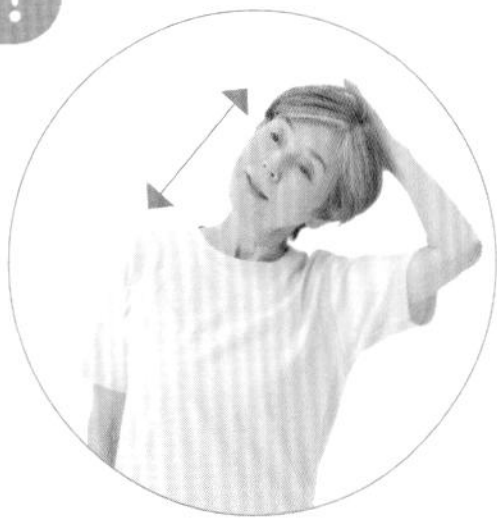

頭と肩甲骨の距離を遠ざけるイメージで行います。

動的ストレッチ

斜めスライド肩ストレッチ

難易度 ★★ふつう　回数 左右8～10回ずつ×3セット

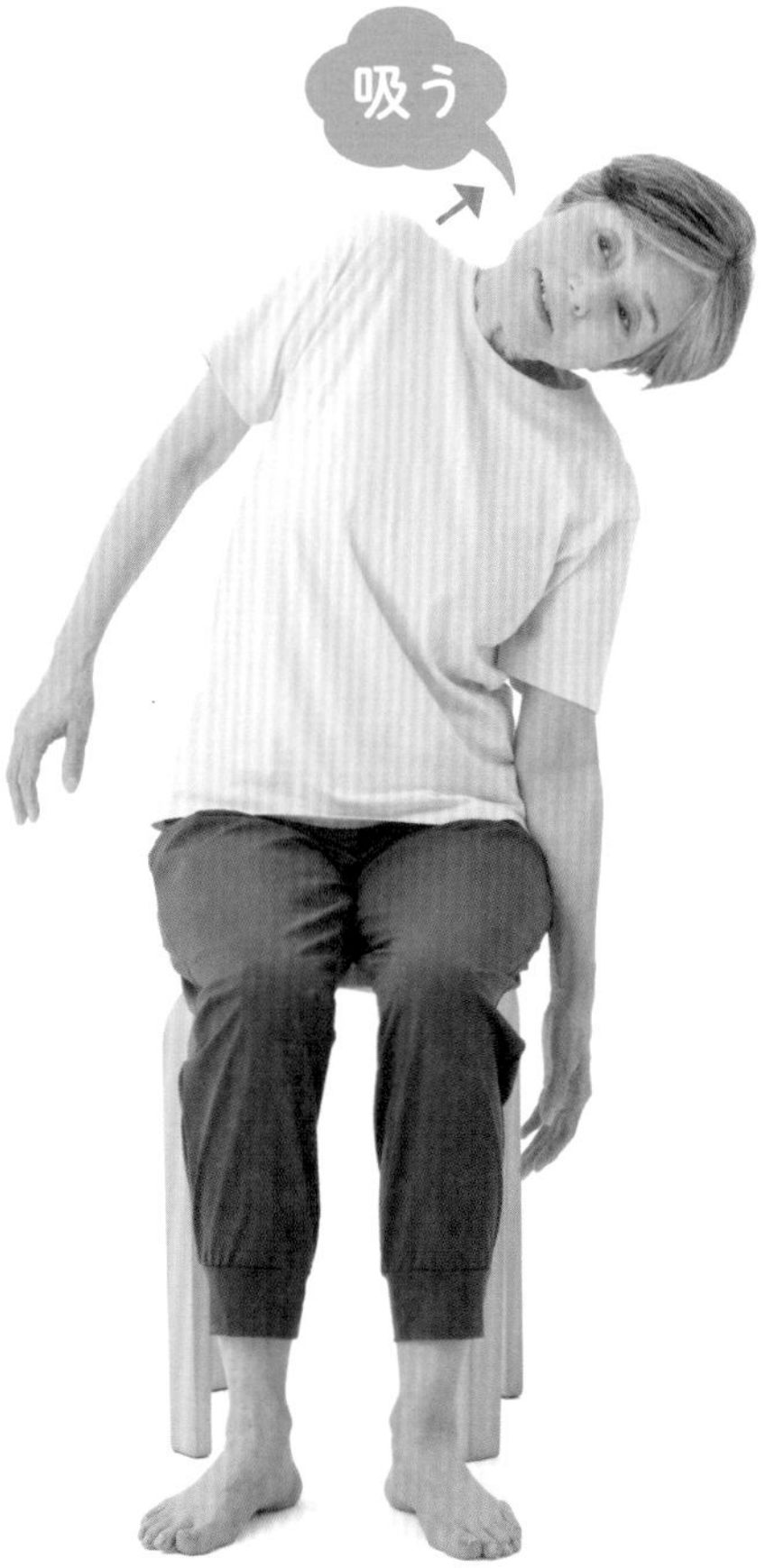

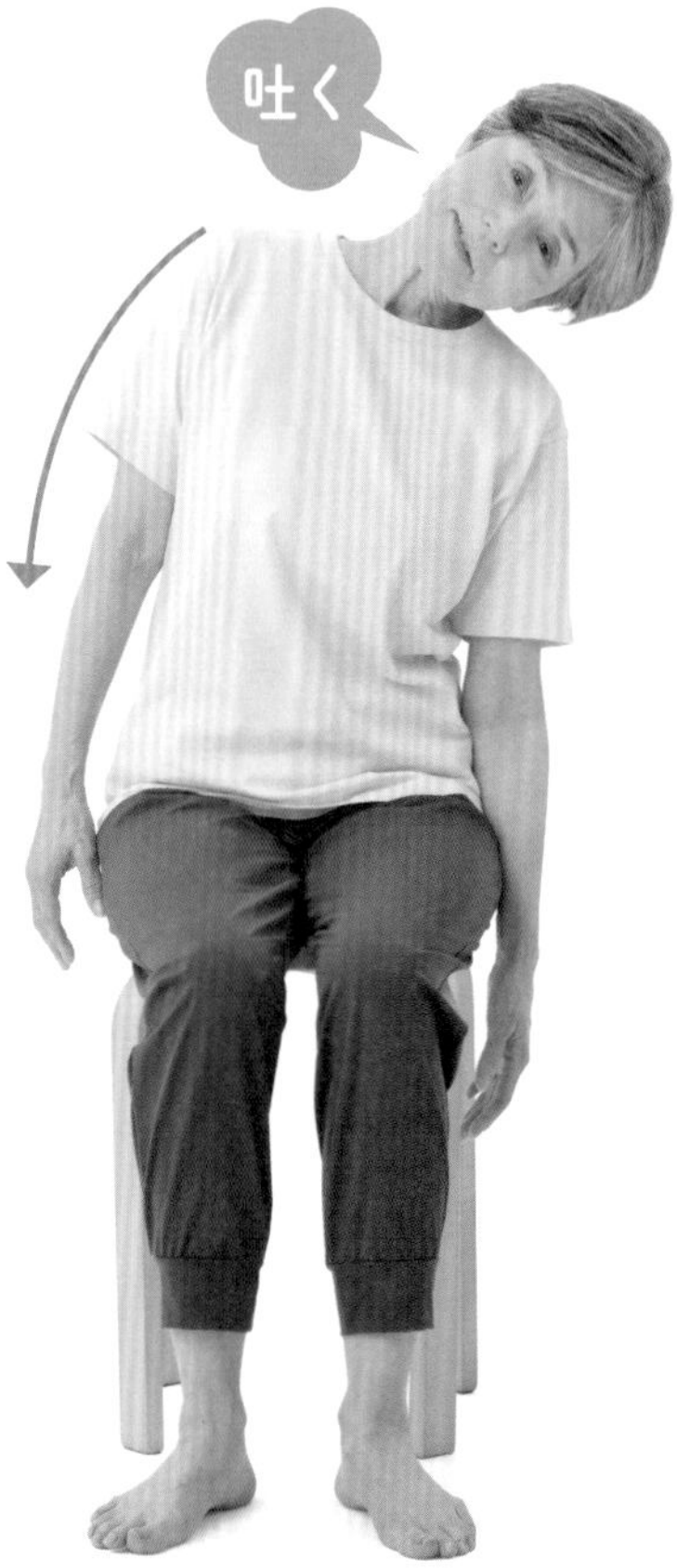

1 体を少し横に傾け、上側の肩を耳に向かって引き寄せます。

2 引き寄せた肩を耳から遠ざけるように、すべらせて下ろします。1 の姿勢に戻して8～10回繰り返します。反対側も同様に。

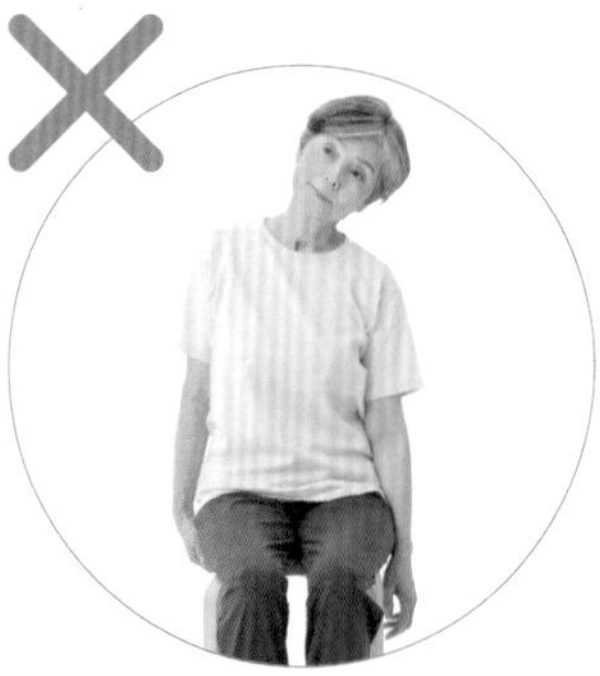

ここがポイント!

肩を下げたときも、体が上にあがってこないようにします。

動画でチェック!

筋トレ

肩すくめ運動

難易度 ★★ふつう　回数 8〜10回×3セット

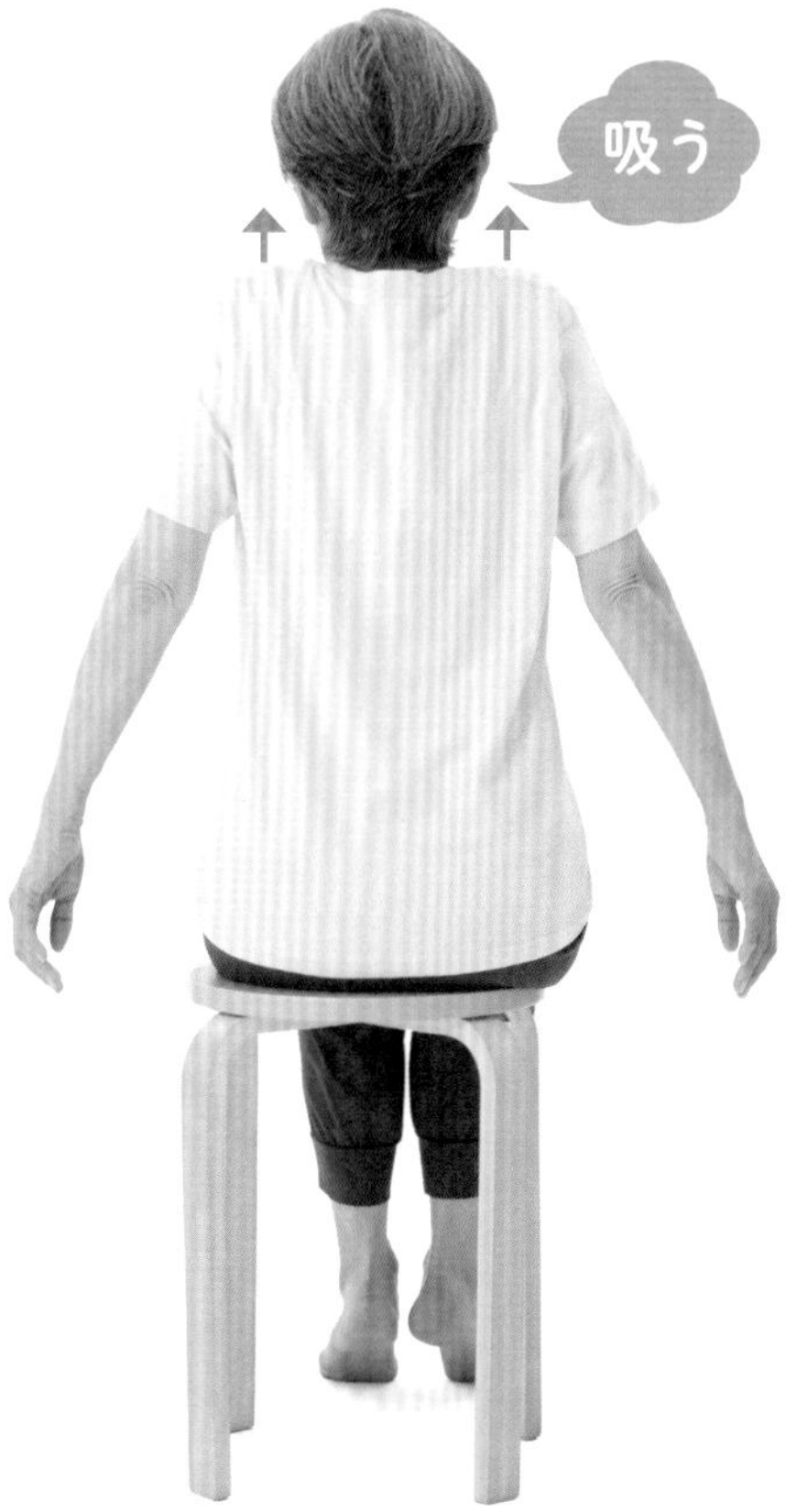

1 両肩をすくめ、耳に向かって引きつけます。

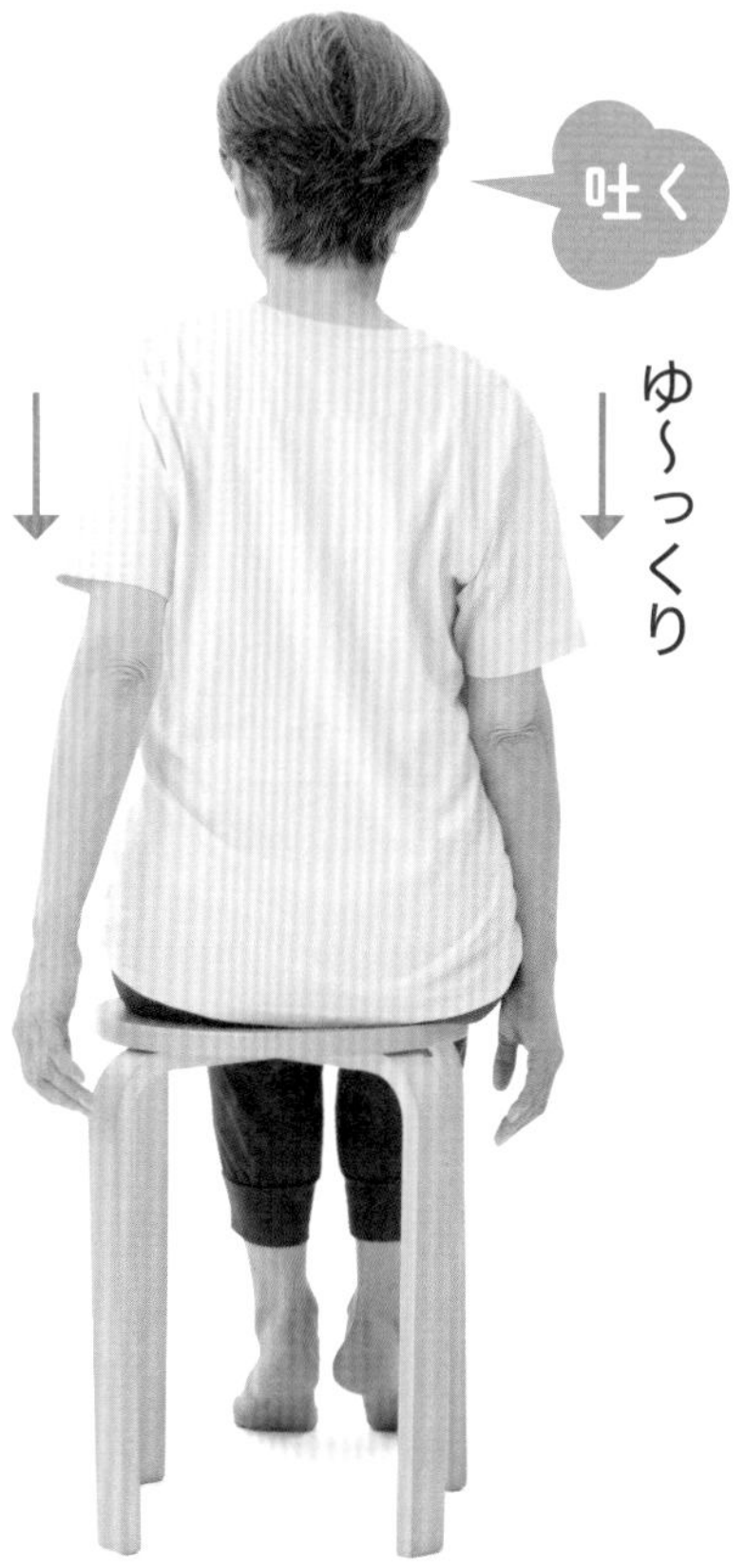

2 引きつけた両肩を、耳から遠ざけるようにゆっくり下げます。8〜10回繰り返します。

ここがポイント!

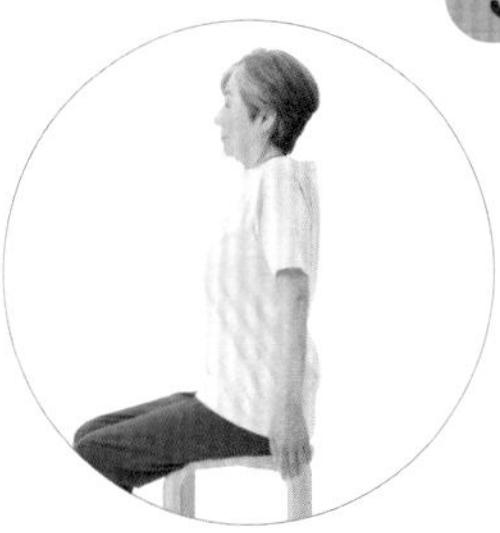

一気に力を抜かずに静かに引き下げます。

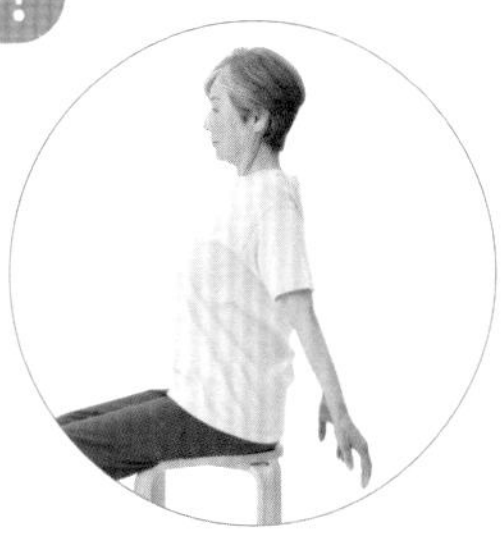

片側ずつ行ってもOKです。

動画でチェック!

「四十肩・五十肩」で、腕が動かしづらい をスッキリ!

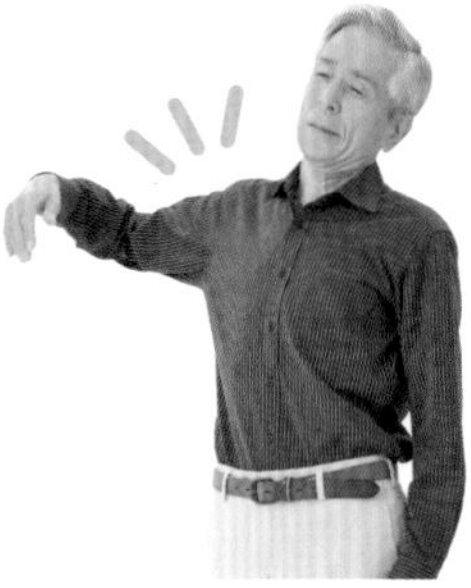

こんな悩みにも

- 洗濯物が干しづらい
- 服が着づらい

ねらい 腕の重さを支える筋力と可動域をつくる

人間の片腕は体重の7~8%の重さがあるといわれます。「肩甲骨」まわりの筋肉は、その重さを四六時中支えているのですから、負担も大きく、一部が衰えると他の部分も本来の動きがしにくくなり、ときに痛みを生じます。

また、腕を上げ下げするときは、背中の筋肉が伸び縮みします。肩まわりの不調の解消には、さまざまな部位の面倒をまとめて見てあげないといけないのです。

ご紹介する一連のエクササイズでは、肩の上げ下げに働く筋肉を強化しつつ、肩を上げる関節に正しい動き方を覚えさせます。痛みが出やすい部位でもあるので、無理のない範囲でチャレンジしてくださいね。

ここを動かすよう意識して!

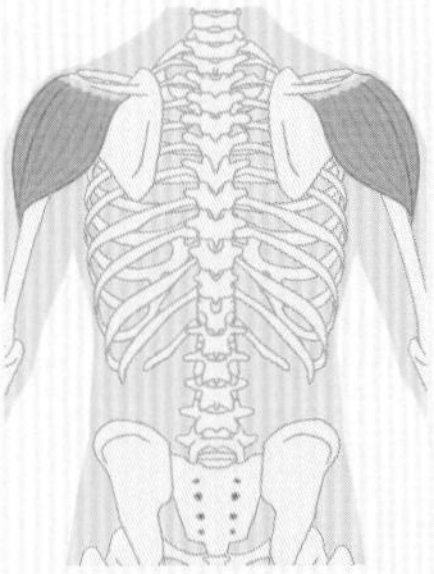

三角筋《さんかくきん》

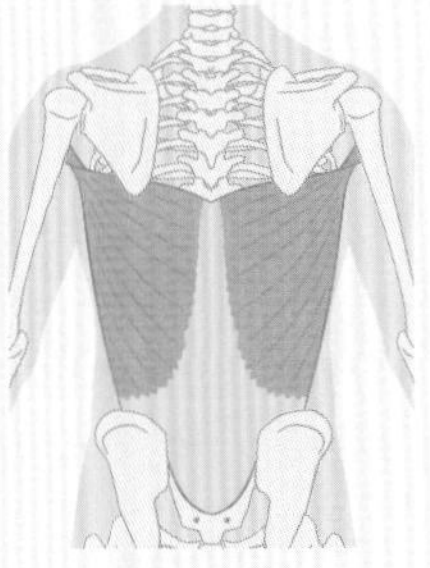

広背筋《こうはいきん》

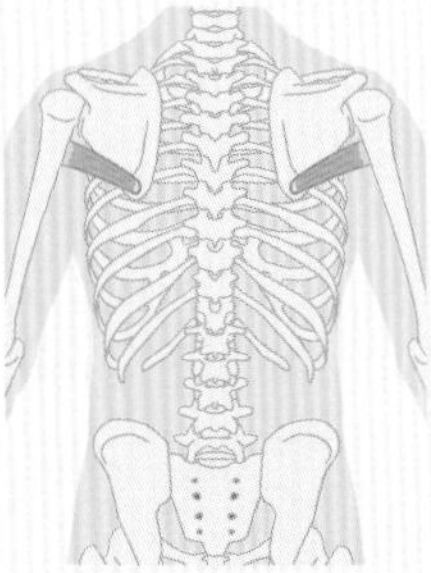

大円筋《だいえんきん》

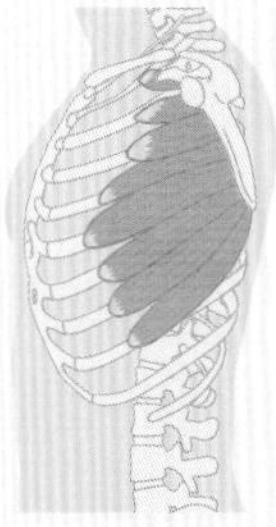

前鋸筋《ぜんきょきん》

「三角筋」は肩甲骨と上腕骨（腕の骨）をつないでいる筋肉で、肩パッドが覆うかのようについています。腕を上側や外側に持ち上げる働きをします。「広背筋・大円筋」は腕を下げるときに働きます。「前鋸筋」は肩甲骨と肋骨を結んでいます。肩甲骨を動かすさい、支えるように働いている筋肉です。

ワイパーストレッチ

難易度 ★★ふつう　回数 8～10往復×2～3セット

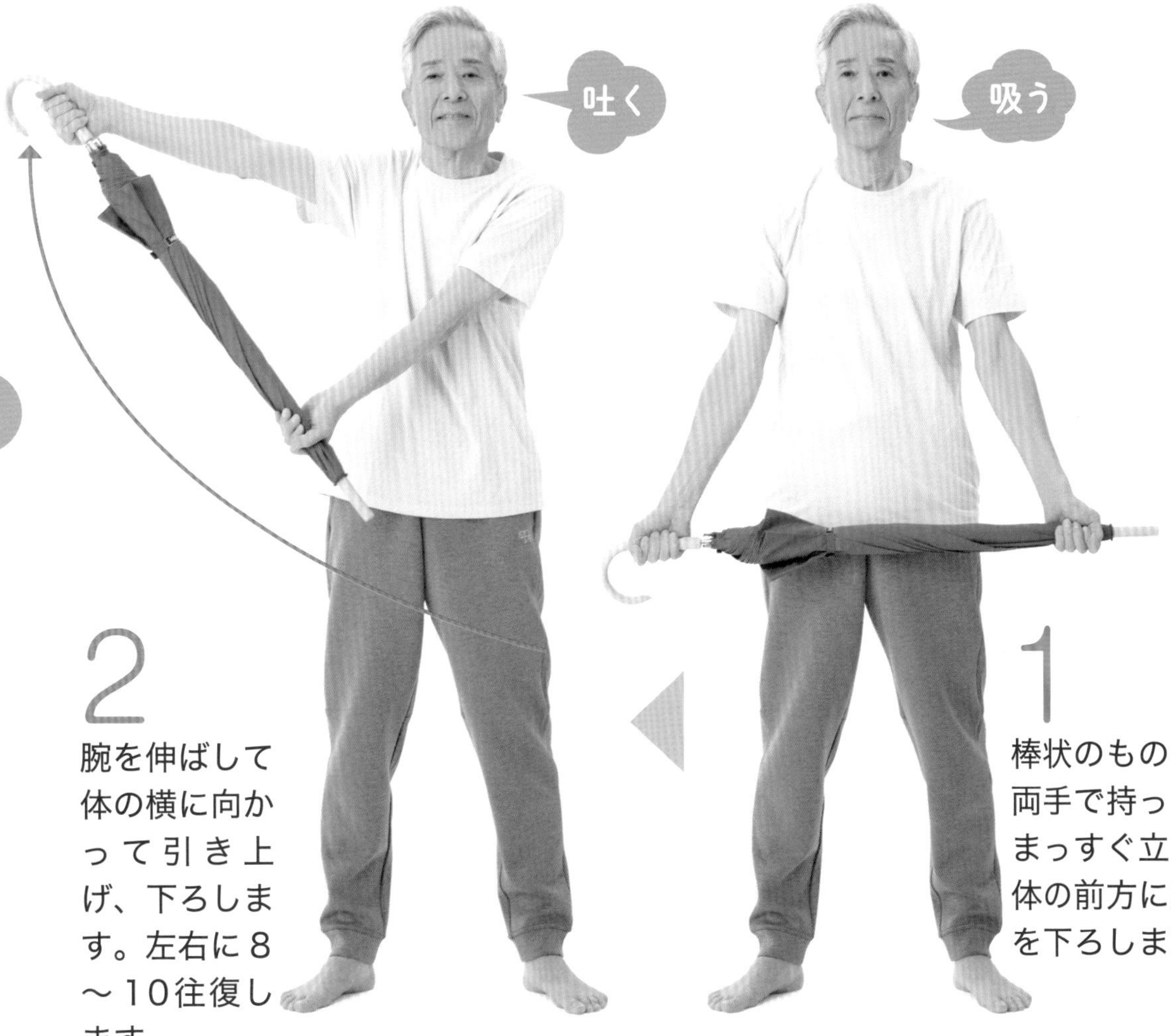

1

棒状のものを両手で持ってまっすぐ立ち、体の前方に腕を下ろします。

2

腕を伸ばして体の横に向かって引き上げ、下ろします。左右に8～10往復します。

ここがポイント!

腕を上げるさいに、体が斜めにならないように注意します。

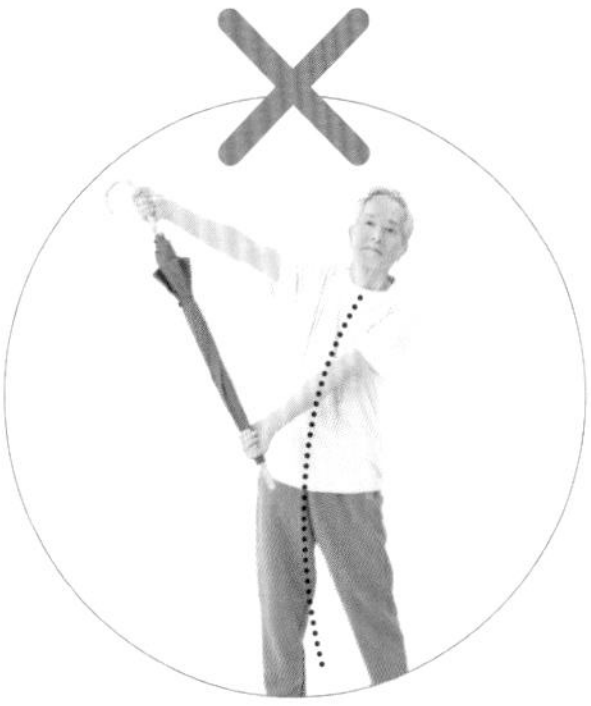

動画でチェック!

筋トレ

壁グイプッシュ

難易度 ★やさしい　回数 10秒×3セット

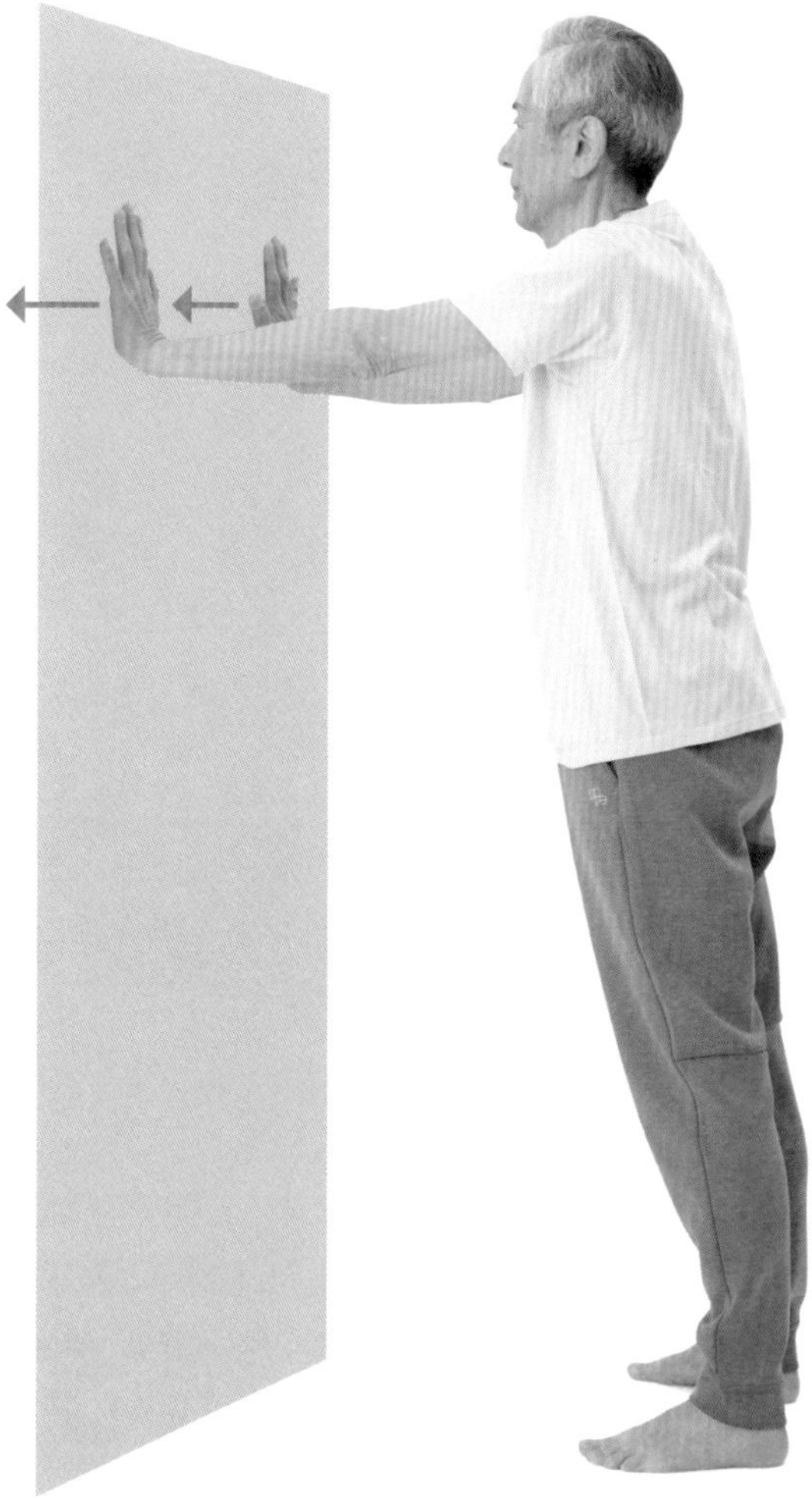

1

両手を肩の高さで壁につき、体重を支える。

2

両手で押し込むように力をかけて、10秒キープします。

呼吸

押している間、自然に呼吸を続けます

ここがポイント!

おなかが前に突き出ないよう、姿勢をまっすぐ保ちます。

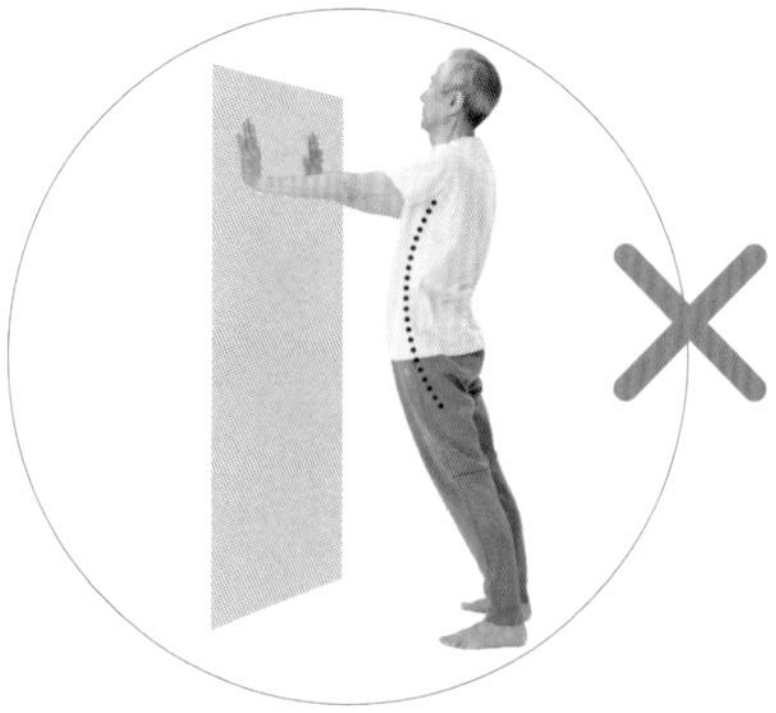

動画でチェック!

両腕持ちあげ運動

難易度 ★★★むずかしい　回数 8～10回×3セット

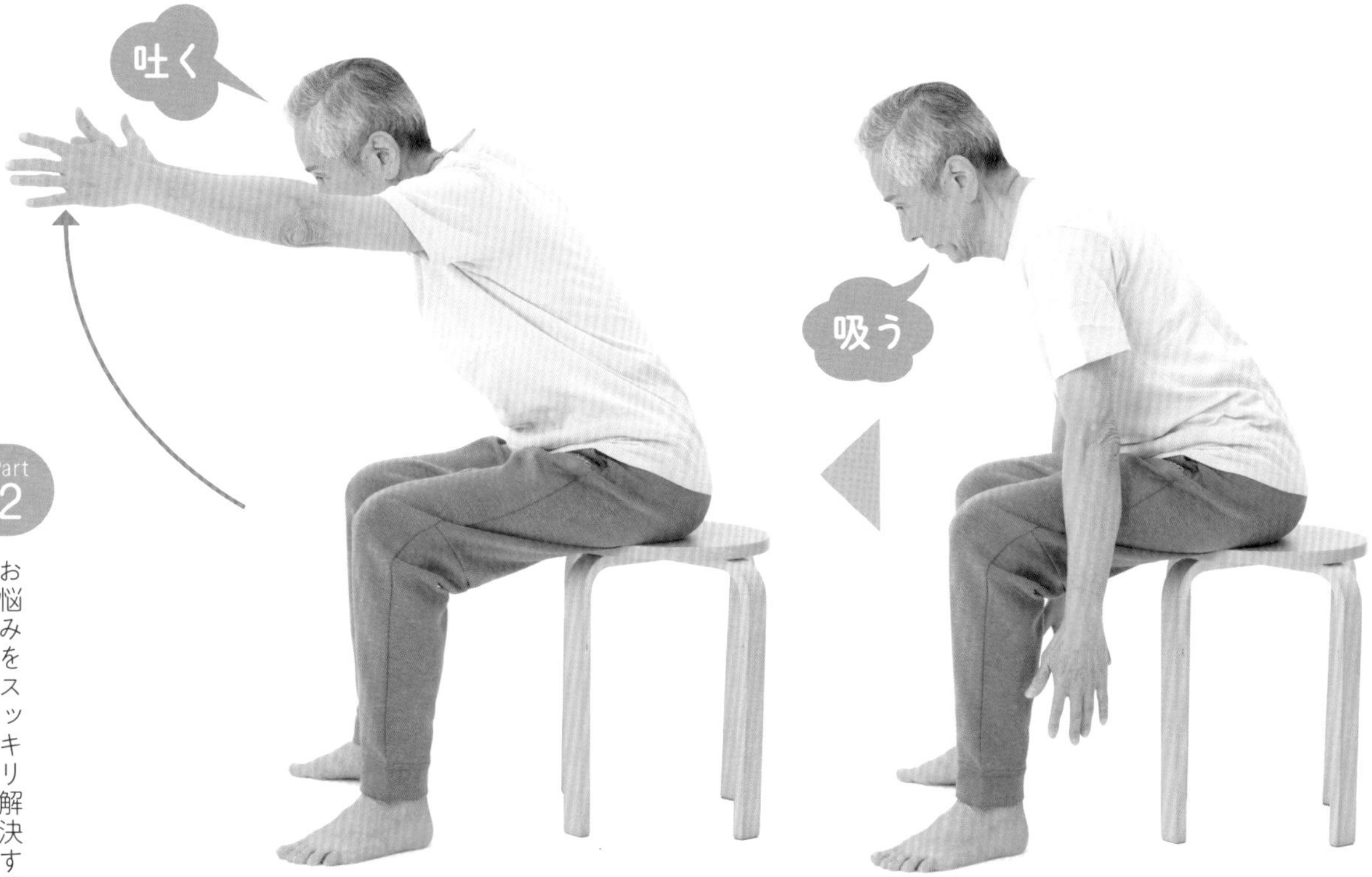

1 椅子に座り、背筋をまっすぐにして体を前に傾けます。両手は下ろします。

2 腕をゆっくり持ち上げ、下ろします。8～10回繰り返します。

ここがポイント!

腕を持ち上げても痛くない高さ・角度で行います。腕を上げるさいは、顔や体が一緒に上がらないように気をつけて。片腕のみで行ってもOKです。

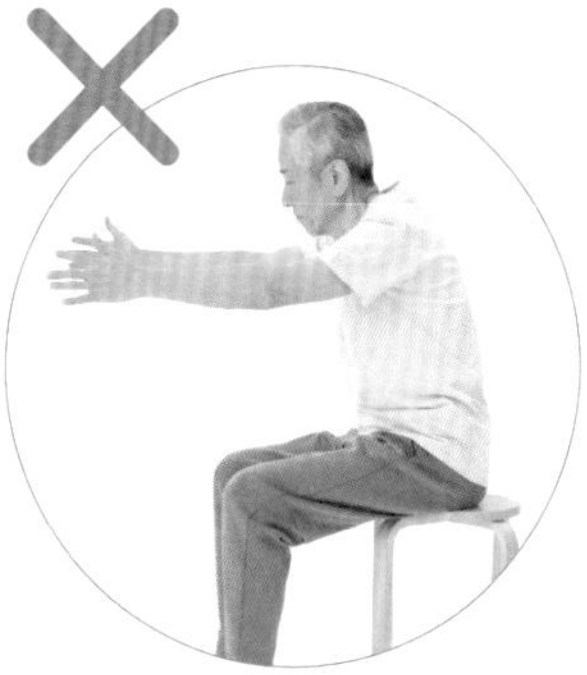

動画でチェック!

首・肩のお悩み 4

肩を回そうとすると引っかかる感じがある をスッキリ!

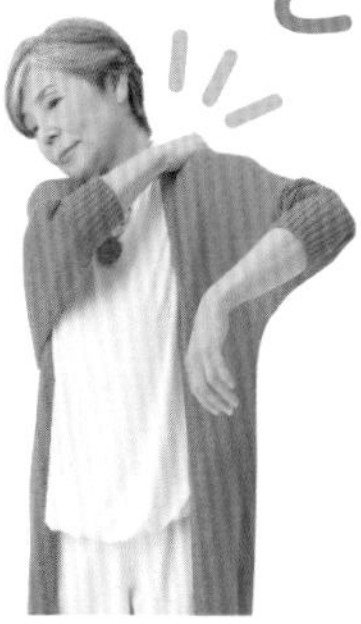

こんな悩みにも

- 上着の袖に腕を通すのに苦労する
- ボールが投げづらい
- エプロンのひもが結びづらい

ねらい 肩関節の「球」の正しい動きをカラダに覚えさせる

肩をスムーズに回すには、肩関節が不具合なく動く必要があります。肩関節は「球」の形をしているので、グルグルと回したり、ひねることができます。そんな肩関節の理想的な状態をけん玉にたとえるなら「玉が柄の受け皿にきれいにのっている」状態といえます。

逆に、よくない状態は「玉が不安定で、皿の外に飛び出しそうになる」です。玉は受け皿の上でクルクル動きながらも、皿の上に安定してのっていなければいけません。

肩甲骨がのっている胴体の動きも重要です。肋骨や背中に柔らかさがあると無理な動かし方がなくなり、肩もスムーズに動きます。

ここを動かすよう意識して!

肩関節の「回旋筋腱板(別名:ローテーターカフ)」は、大きな力の出る筋肉ではないですが肩甲骨と上腕骨をつなぎ、骨同士がバラバラに動かないように安定させます。ここに硬さが出たり、ケガで痛めると、特定の箇所で引っかかるようになります。少しずつでも動ける幅を広げ、柔らかさを保つことで肩の機能が維持できます。

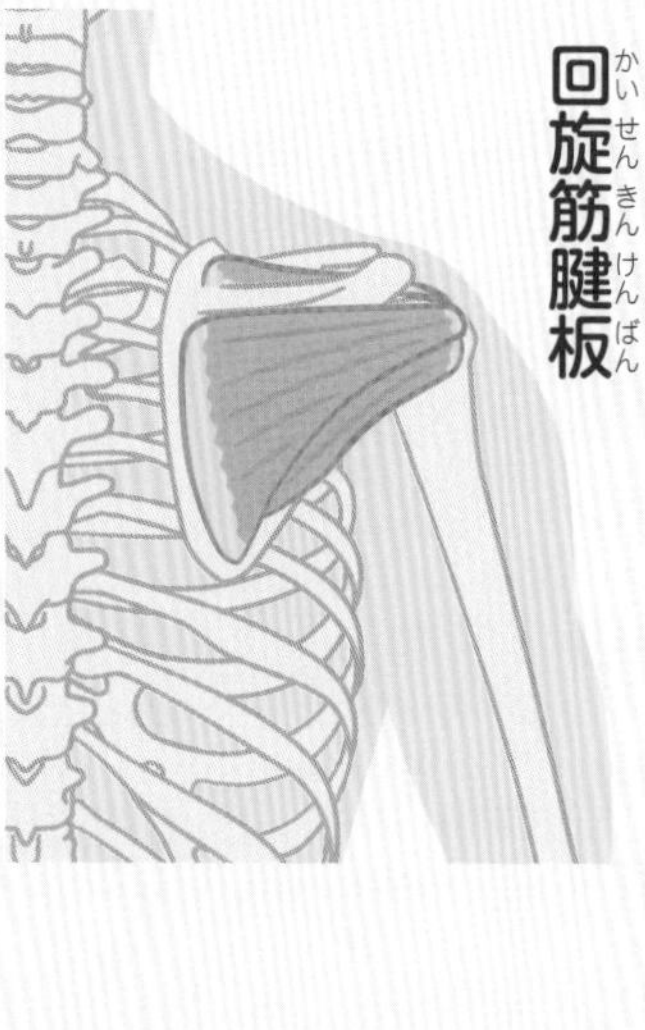

動的ストレッチ

肩グイングインストレッチ

難易度 ★やさしい　回数 左右それぞれ前回し後ろ回し8～10回ずつ×3セット

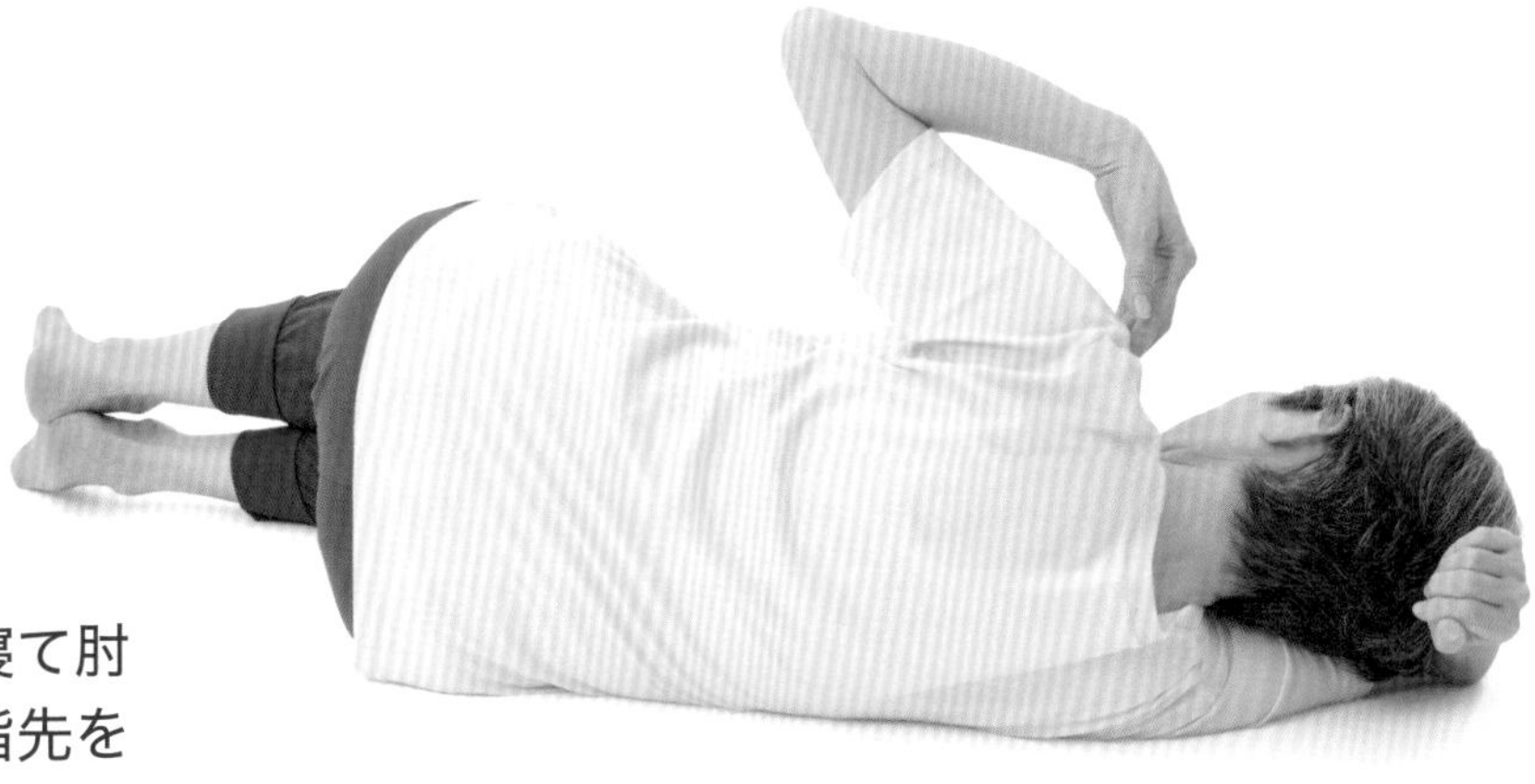

1

横向きに寝て肘を曲げ、指先を肩に添えます。

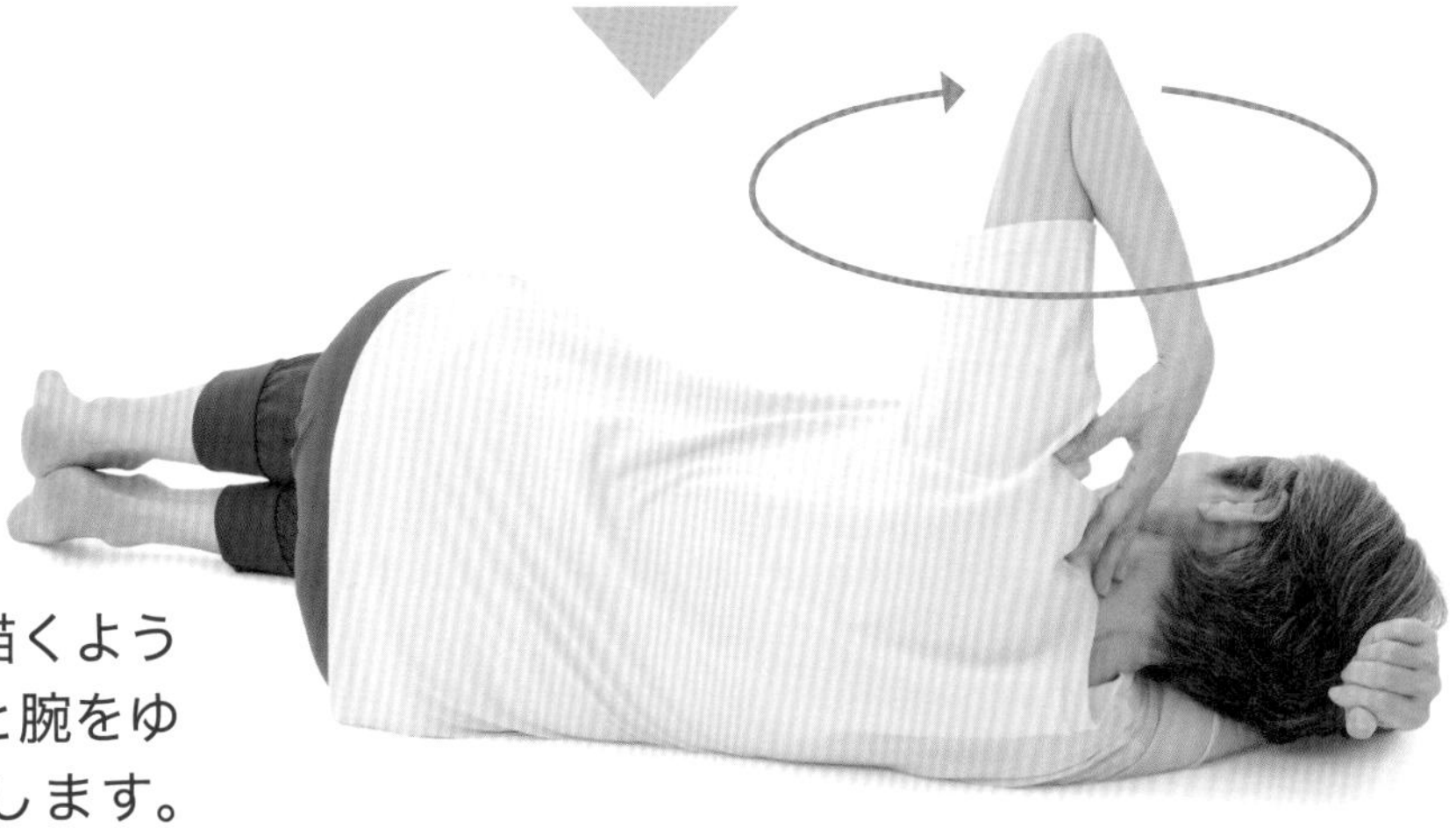

2

肘で円を描くようにして肩と腕をゆっくり回します。後ろ回し、前回しそれぞれ８～10回繰り返したら、反対の腕も同様に。

呼吸

動かしているときも自然に呼吸を続けます

動画でチェック!

ここがポイント!

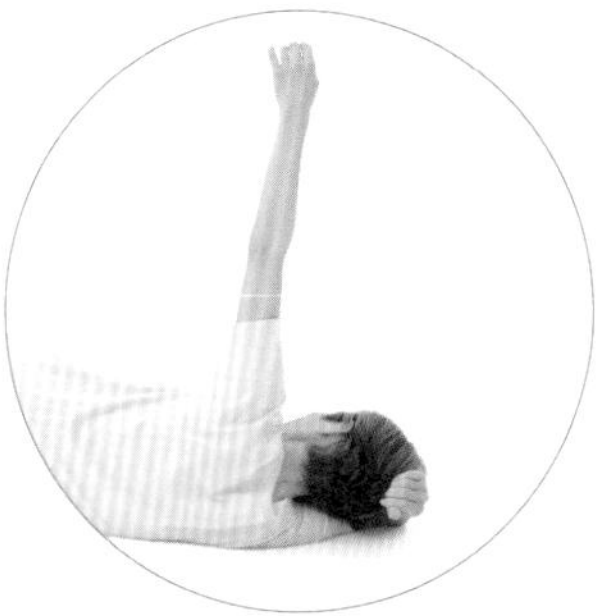

腕を伸ばしながら行ってもＯＫです。

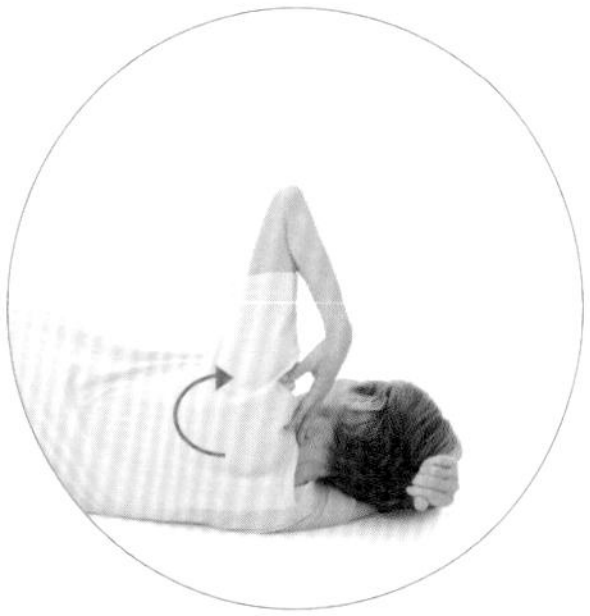

肩甲骨が回っていることを意識します。

ハグウェルカムストレッチ

難易度 ★★ふつう　回数 10回×3セット

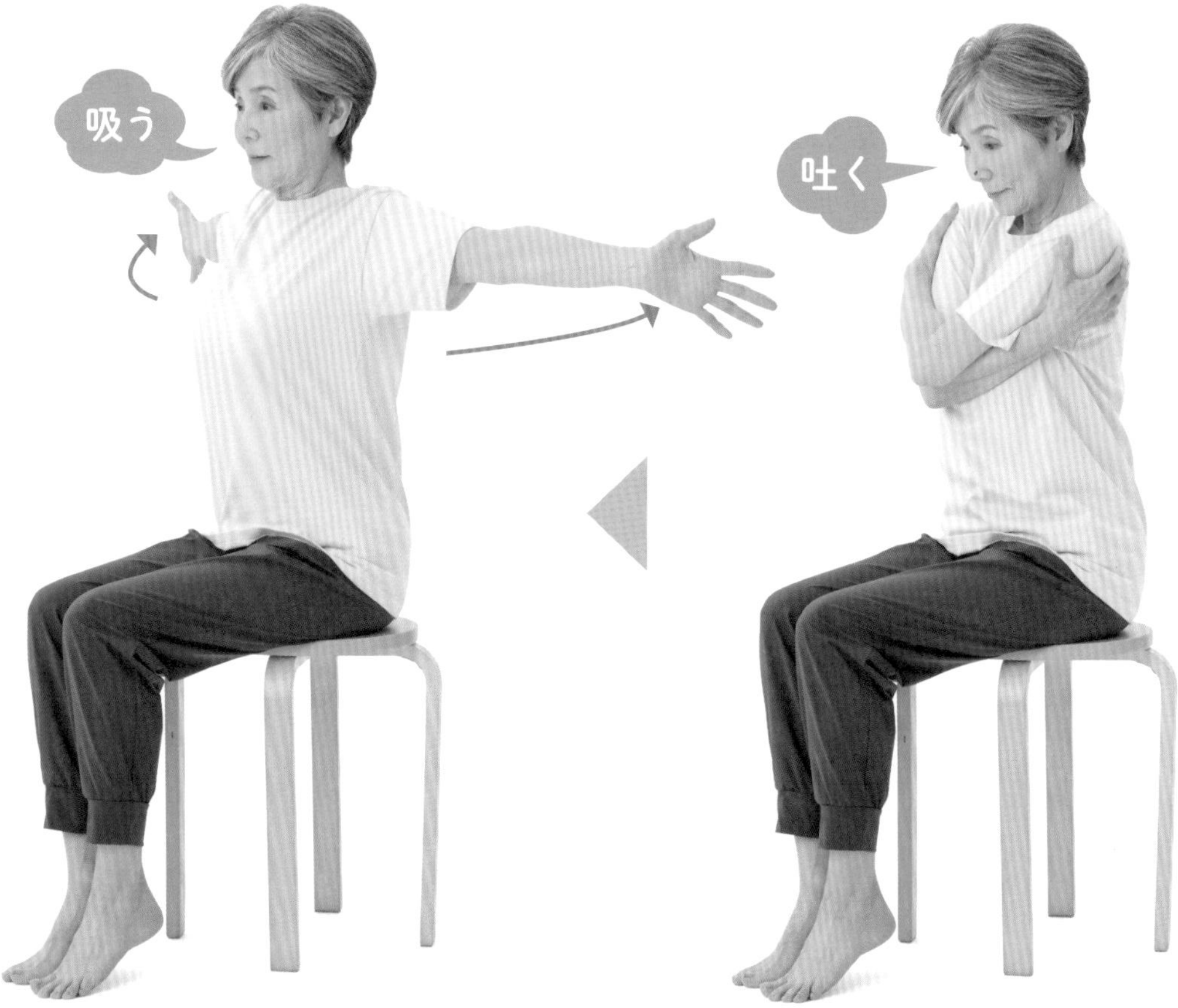

1 両腕で上体を抱え込みます。

2 胸や肩の前側を開くように、両手を胸の高さで左右に広げます。10回繰り返します。

ここがポイント!

腕を横に広げたさいは、肩甲骨を背中側に寄せるようにします。

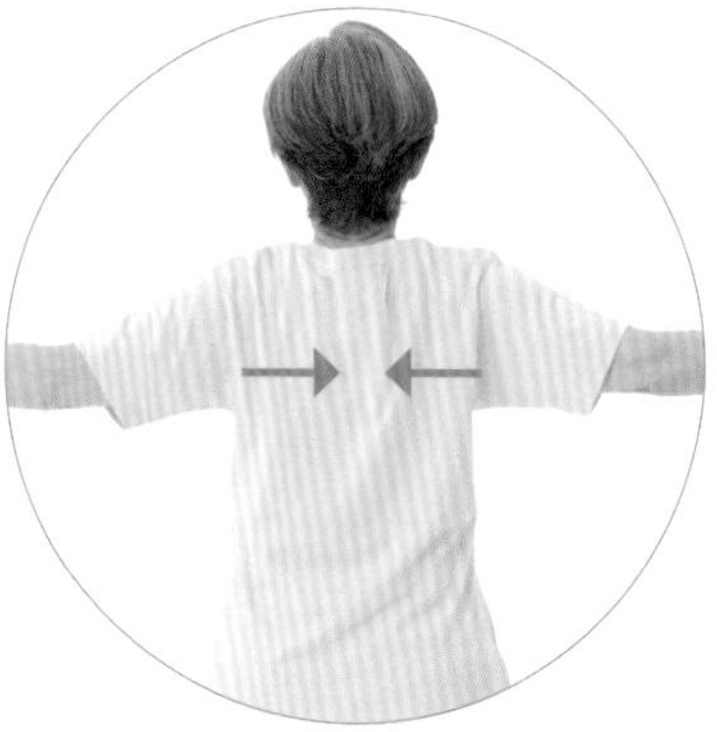

動画でチェック!

動的ストレッチ

肩から手のひら返しストレッチ

難易度 ★★ふつう　回数 左右8～10往復×3セット

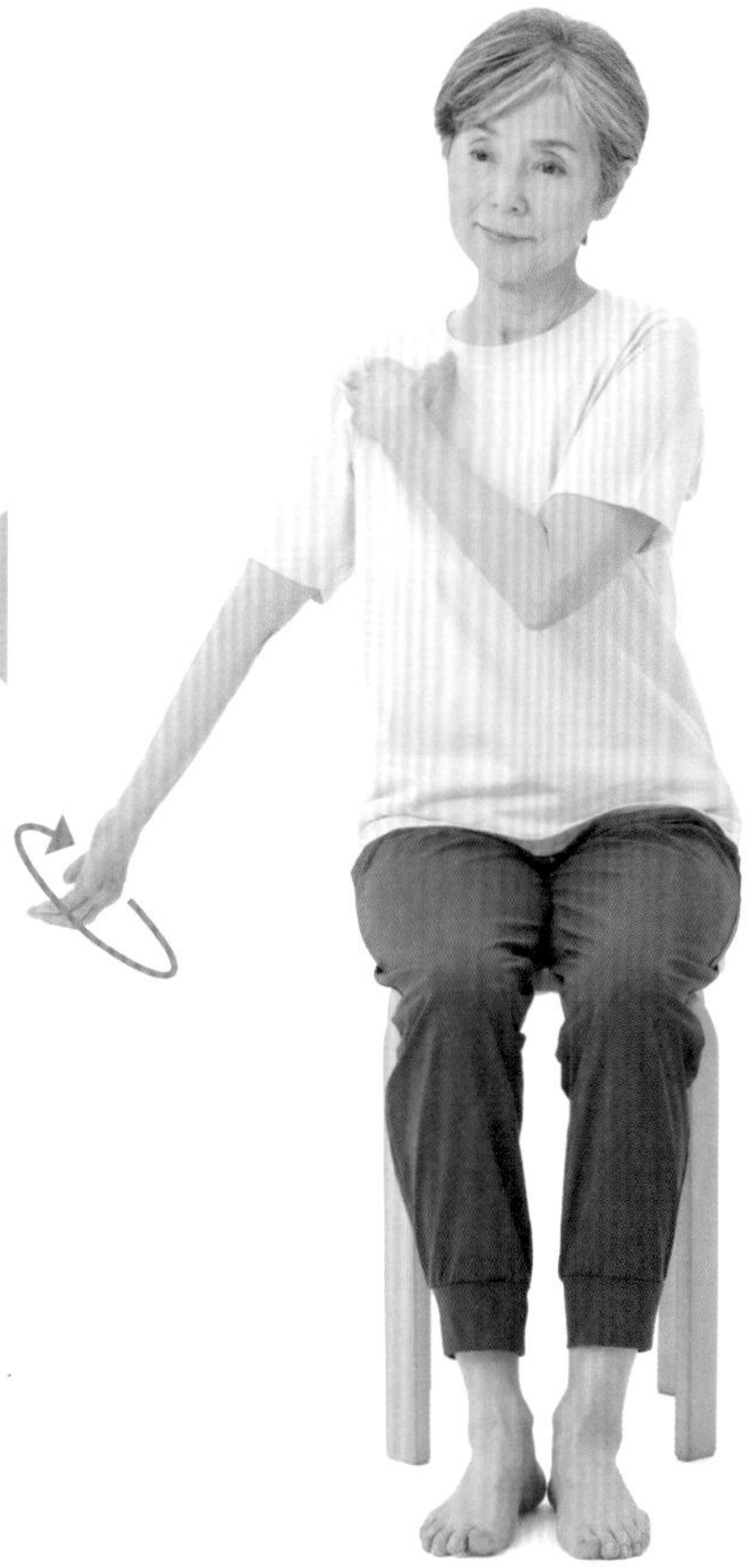

1 片手を肩の前側に置き、逆の手のひらを外側に返すように後ろ側にひねります。

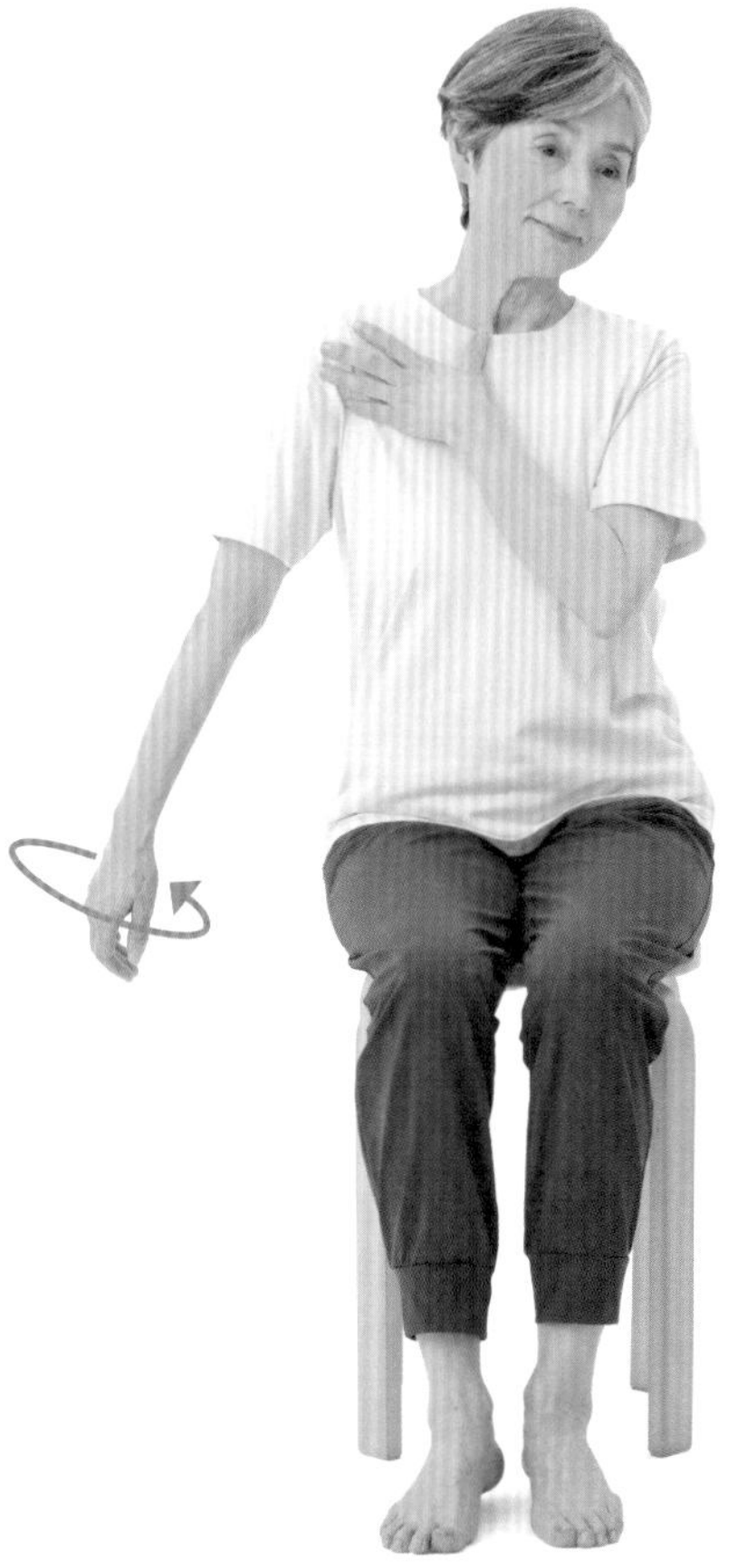

2 手のひらを内側に返すようにして前側にひねります。8～10往復繰り返したら反対の腕も同様に。

呼吸

動かしているときも自然に呼吸を続けます

ここがポイント!

手首だけが回らないよう、「肩の根元」から動かす意識で行います。

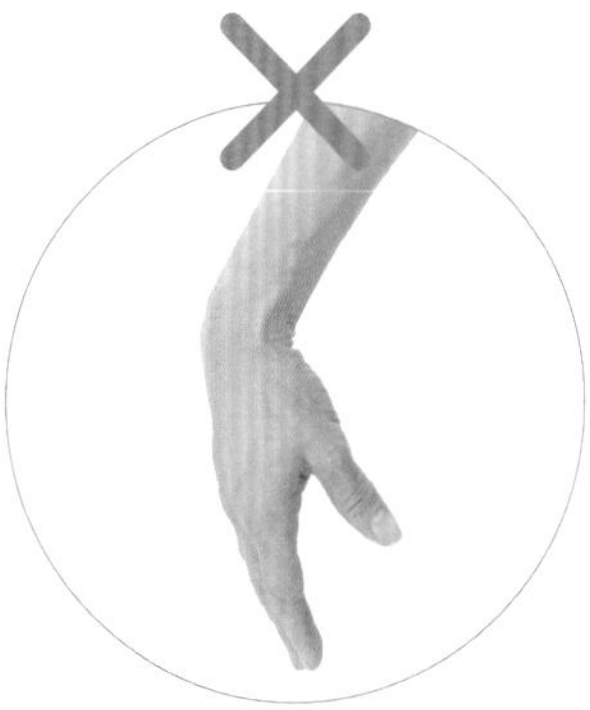

動画でチェック!

背中のお悩み ①

背中がガチガチに強張って鉄板みたい をスッキリ!

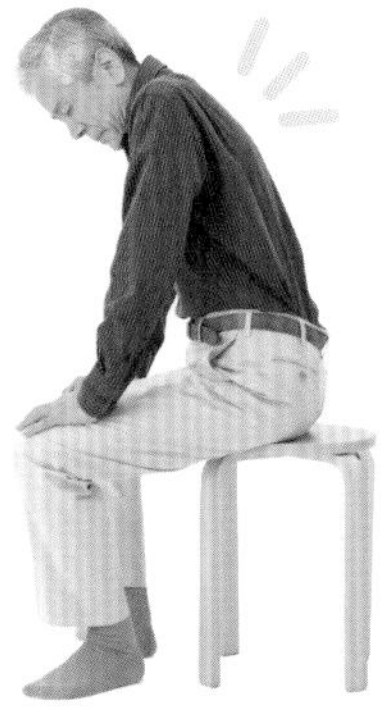

こんな悩みにも

・肩こりが背中まで広がってきた気がする
・こりすぎて呼吸が浅くなる

ねらい 「よく動く背中」を取り戻す

人は直立して動くため、背中の筋肉は重力の負荷をたくさん受けます。背中によ～く意識を向けると、肩こりとは微妙に違うコリ・モヤモヤを感じませんか?

原因は、「肩甲骨」と「胸椎」をつなぐ筋肉です。ここが硬くなれば、つながっているそれぞれの部位が動きにくくなります。動きが減ると、疲労物質がたまり、コリが生じます。上下左右、さまざまな方向に動かし、硬さを解消しましょう。

エクササイズをしていると、体の左右で動きやすさの違いや伸びにくさの違いなどを感じます。動きの幅や角度を変えながら、気持ちよくできるパターンを見つけていきましょう。

ここを動かすよう意識して!

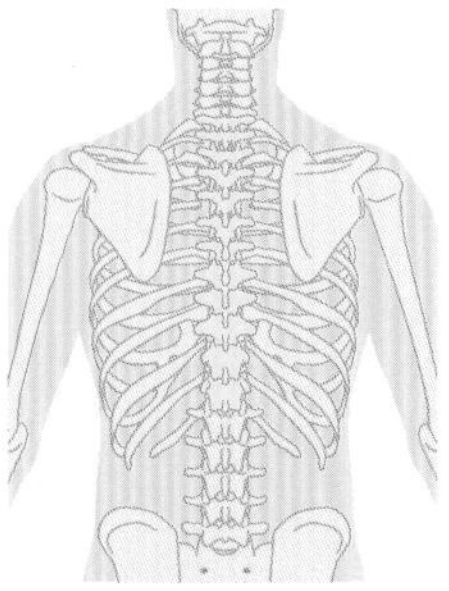

胸椎《きょうつい》

「胸椎」は背骨の首の下から腰までの部分を指します。ここが動かない時間が長く続くと「前に丸まったままの状態」が定着してしまいます。後ろや左右にひねる動作を行って、胸椎が本来持っている可動域全体を使うようにしましょう。

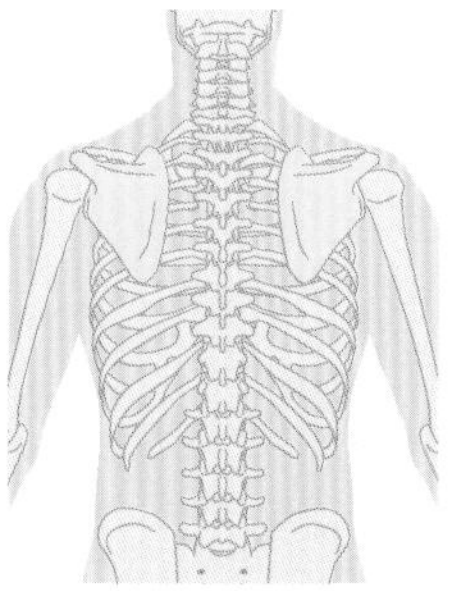

肩甲骨《けんこうこつ》

胸椎と肩甲骨は連係して動くので、互いをうまく活用すれば、周囲の筋肉に過度な負担をかけずにエクササイズを行うことができます。

頭グイ体ひねりストレッチ

難易度 ★★ふつう　回数 左右10秒ずつ×3セット

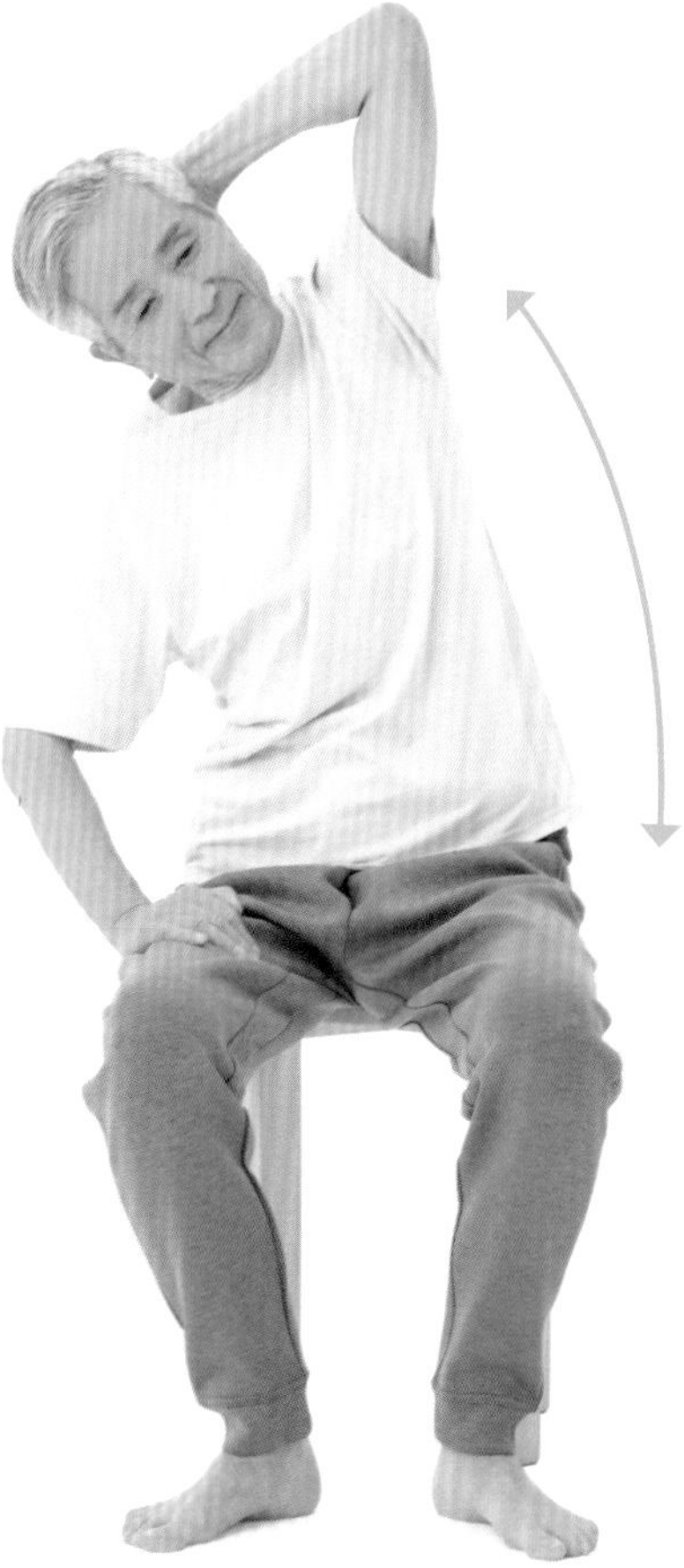

1 片手を頭に添えて横に向かって体を倒し、わき腹を伸ばします。

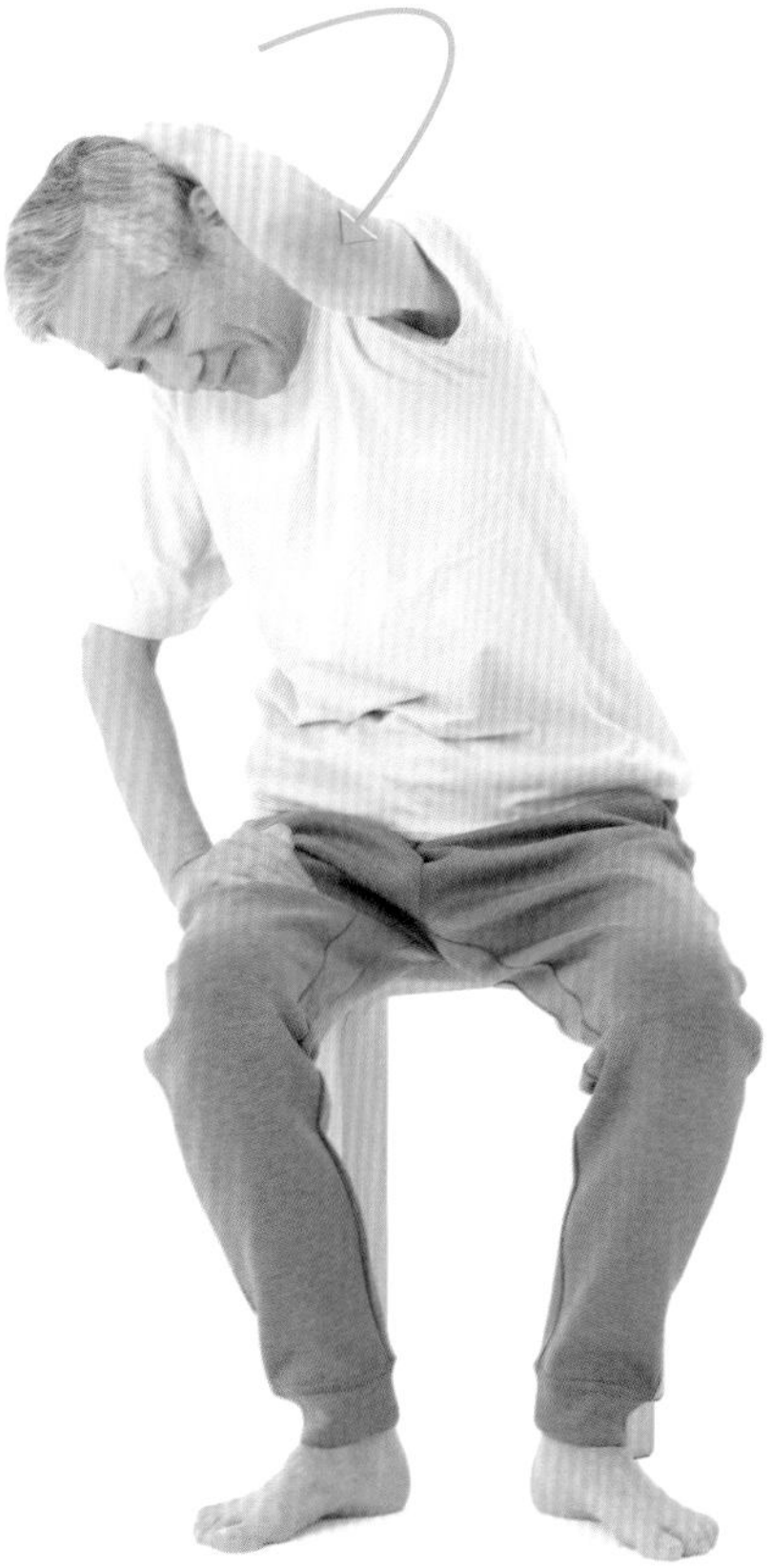

2 横に倒したまま、体を斜め前に向かってひねっていきます。10秒キープしたら、反対側も同様に。

呼吸
伸ばしている間、自然に呼吸します

ここがポイント!

戻すときは、ひねりを戻してから体を起こします。目線は、斜め下側に。

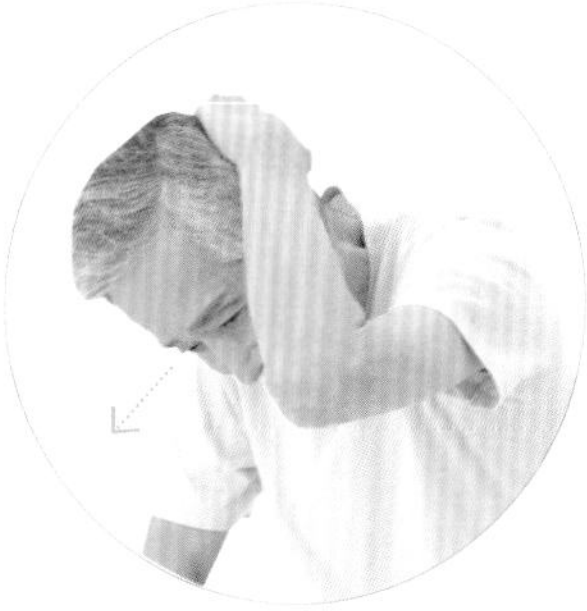

動画でチェック!

寝転び窓ふきストレッチ

難易度 ★やさしい　回数 左右8～10回ずつ×3セット

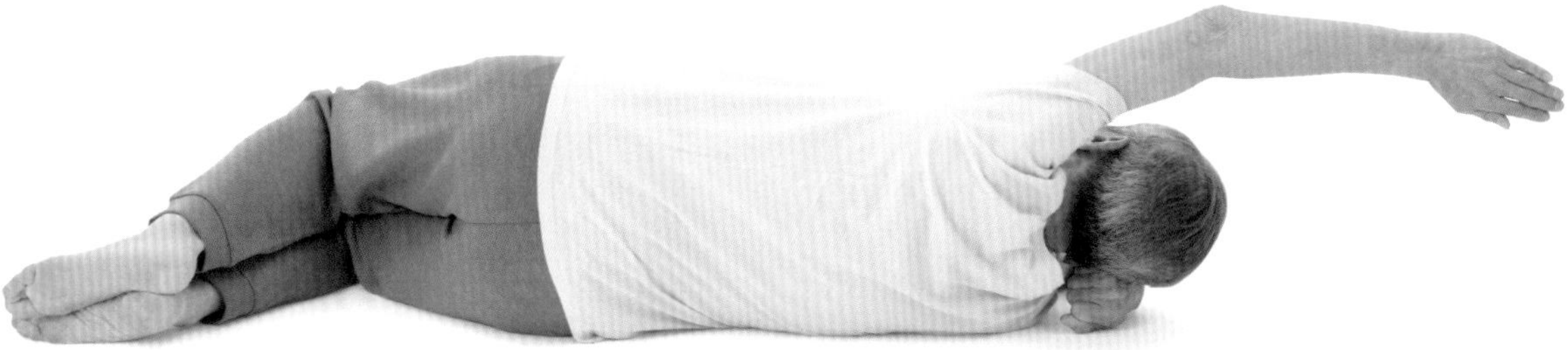

1 横向きになり、頭の上に腕を伸ばし脇を広げます。

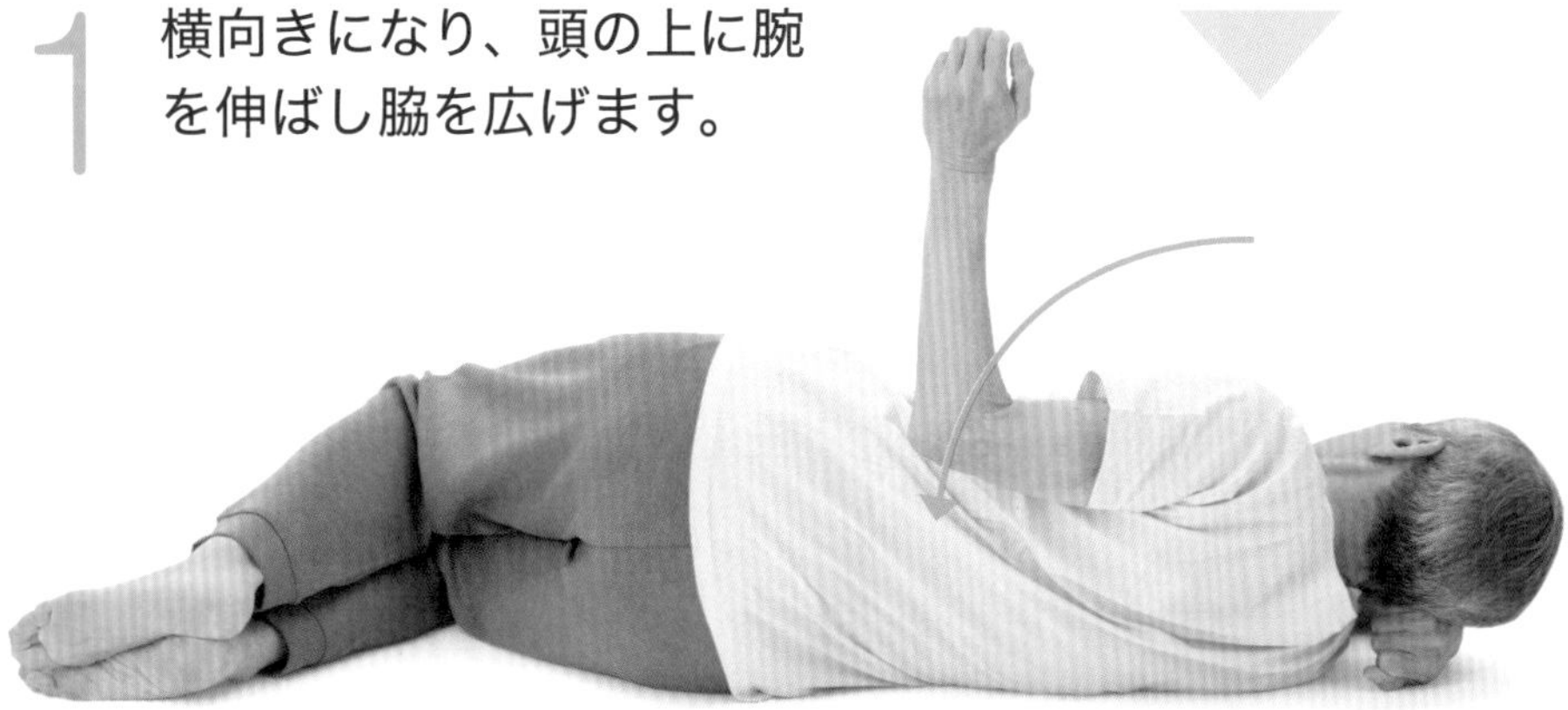

2 肘を背中の後ろに隠すように腕を背中側に引きつけます。８～１０回繰り返したら、反対側も同様に。

呼吸

動かしているときも
自然に呼吸を続けます

ここがポイント!

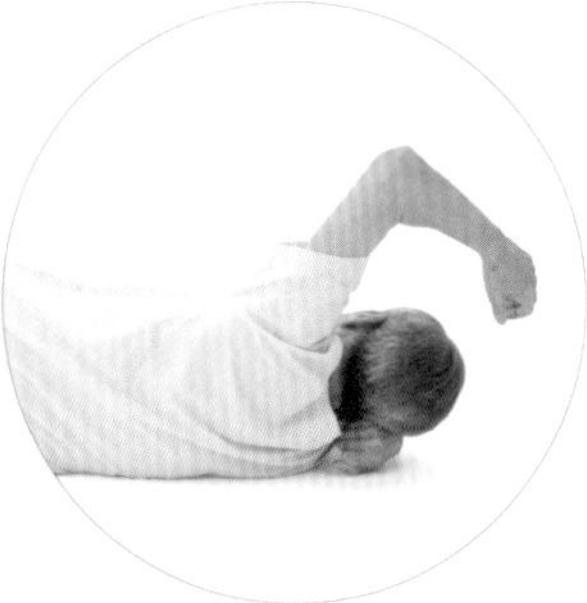

腕を伸ばしにくい方は、肘を曲げたまま、小さく動くだけでＯＫです。

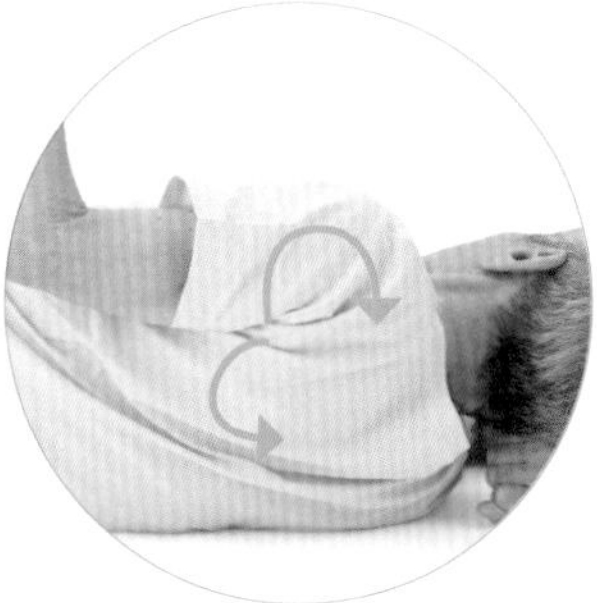

肩甲骨が斜め上下に動いていることを意識します。

動画でチェック!

後ろワイパーストレッチ

難易度 ★★ふつう　回数 8～10往復×2～3セット

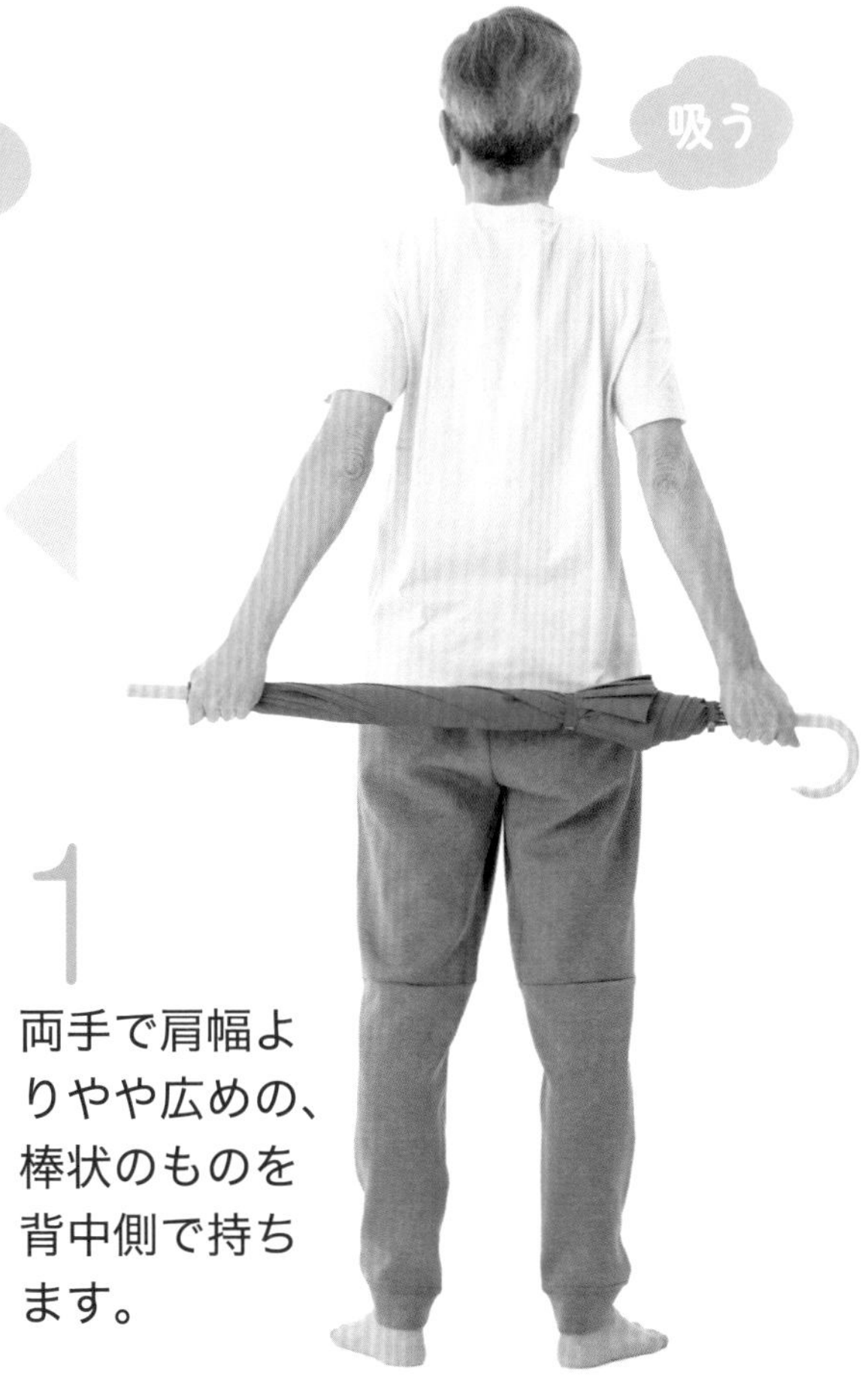

1

両手で肩幅よりやや広めの、棒状のものを背中側で持ちます。

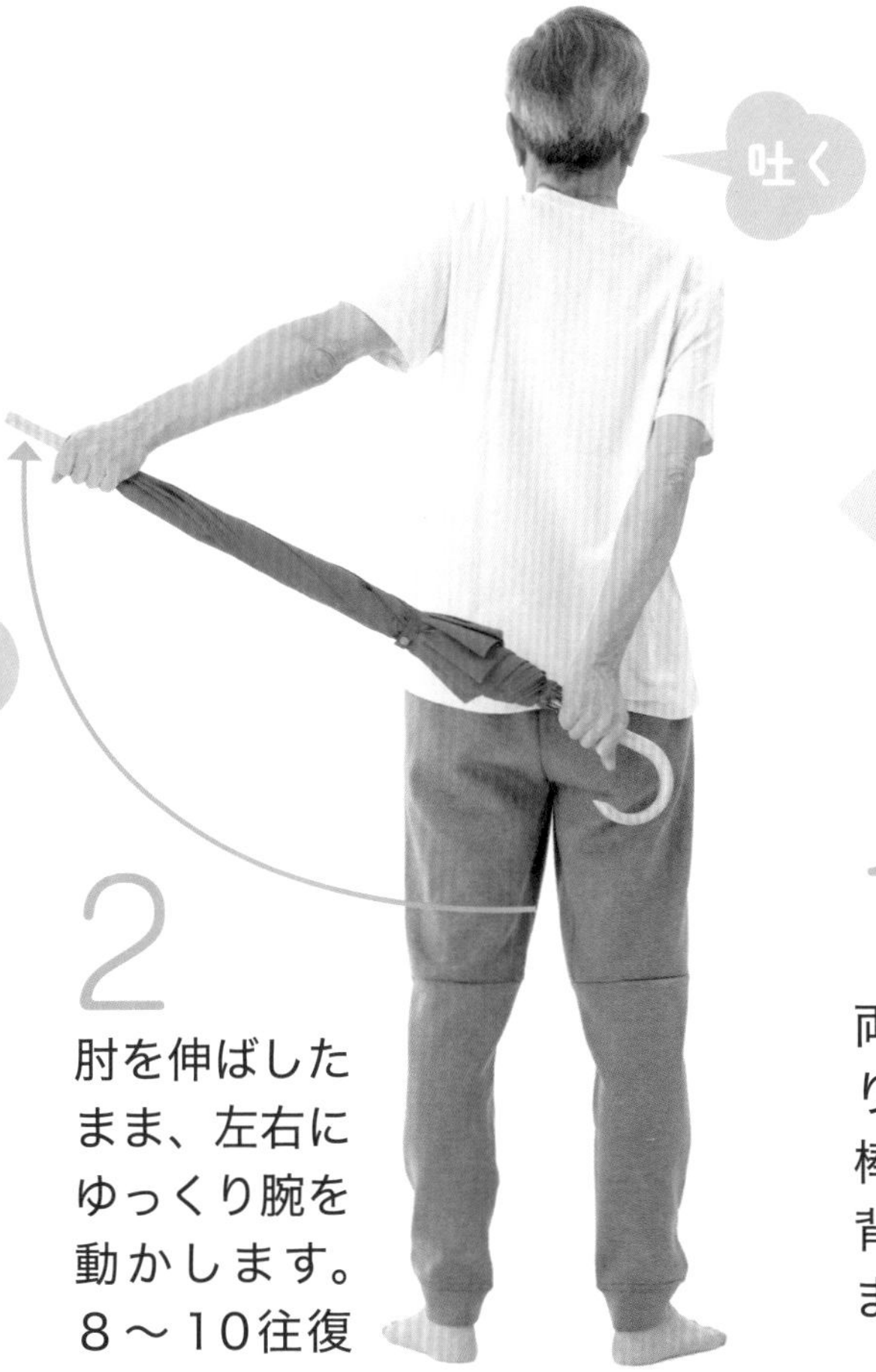

2

肘を伸ばしたまま、左右にゆっくり腕を動かします。8～10往復します。

ここがポイント!

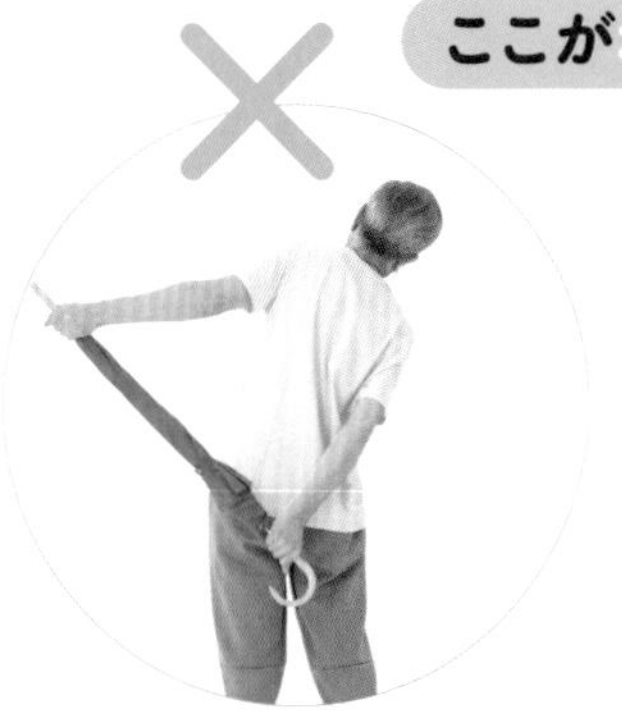

腕を上げるさい、体が斜めに倒れないよう注意しましょう。

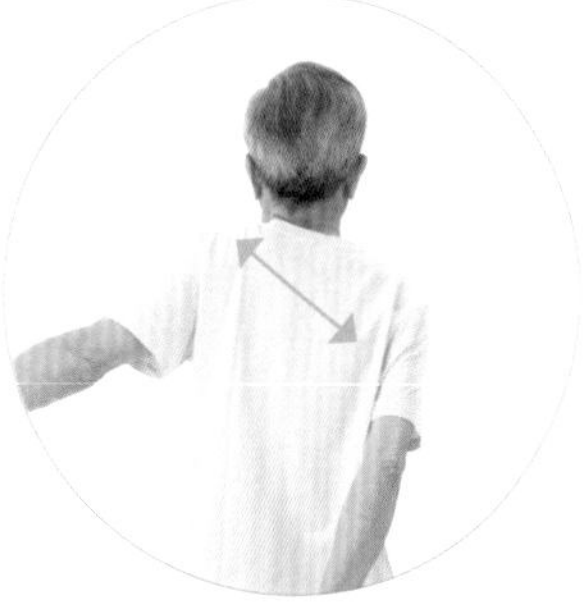

肩甲骨が斜め上下に動いていることを意識します。

動画でチェック!

背中のお悩み 2

周囲から「猫背」だと言われる

をスッキリ！

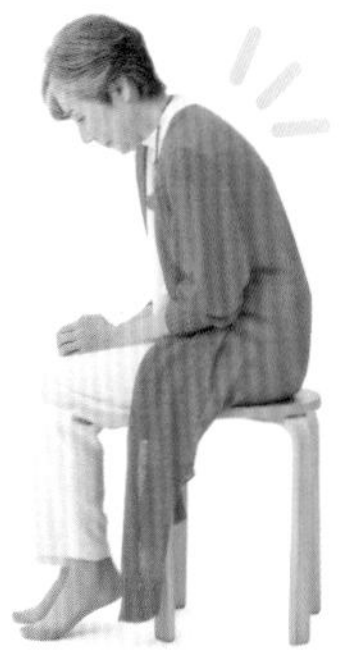

こんな悩みにも

- 肩こりが酷い
- 腰が痛い
- 顔が前に出ている

ねらい

丸〜くなった背中とおなかを「縦」に

齢を重ねると気になってくる「猫背」。見た目の問題はもちろん、肩こり、腰痛、呼吸のしづらさの原因になることも。

背中の上部はもともと丸まった形をしています。そのため背筋を伸ばす力が衰えてくると、丸まったまま定着しがち。「気がついたら猫背になっていた」というケースもあります。背中は硬くなりやすい部位ですので日ごろから柔軟性アップ、丸さに対抗するための筋力アップに努めましょう！

予防のコツは、丸まった形をすっと縦に伸ばすイメージで「背筋を伸ばす動作」を体に覚えさせること。そして「前側に落ちやすい肩甲骨」を支えるいくつかの筋肉を鍛えることです。

ここを動かすよう意識して！

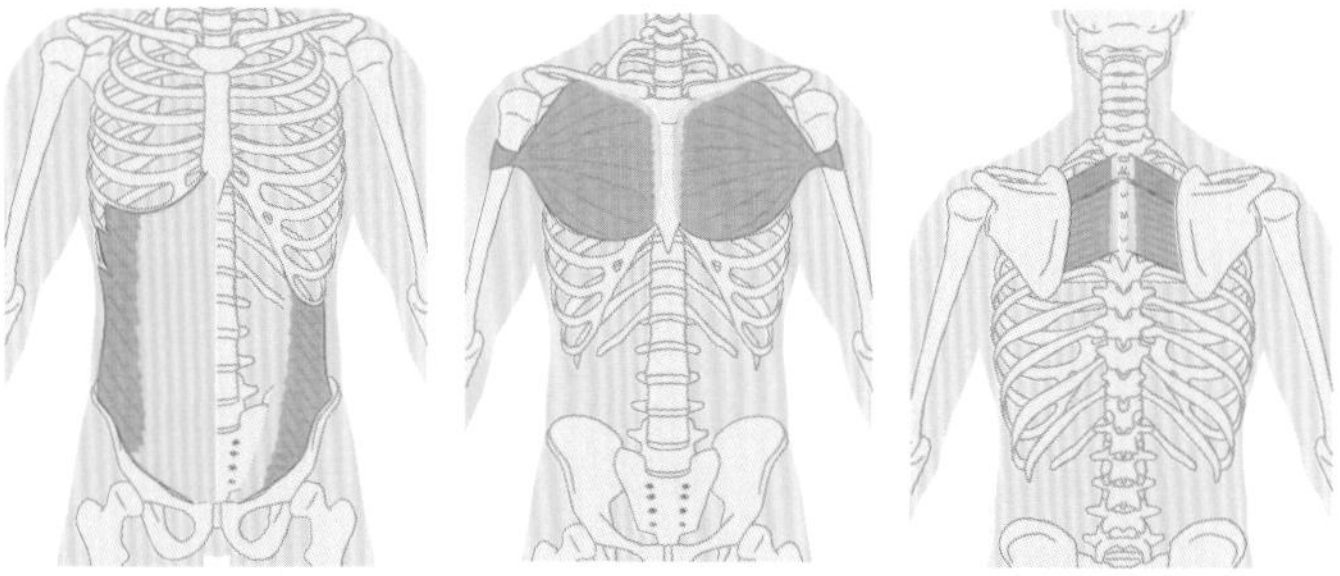

腹《ふく》斜《しゃ》筋《きん》群《ぐん》　大胸筋《だいきょうきん》　菱形筋《りょうけいきん》

「腹斜筋群」は肋骨から骨盤まで、斜めに走る腹筋の仲間です。ウエストをひねるような運動で活躍します。この筋肉が硬くなると肋骨が前に向かって丸まりやすくなります。縮んで丸くなった腹筋を広げ、胸を上向きに戻してあげましょう。また、胸の筋肉である「大胸筋」、それと対になる背中側の「菱形筋」を鍛えることで、猫背を防ぐことができます。

背中広げ壁プッシュストレッチ

難易度 ★★★むずかしい　回数 10秒×3セット

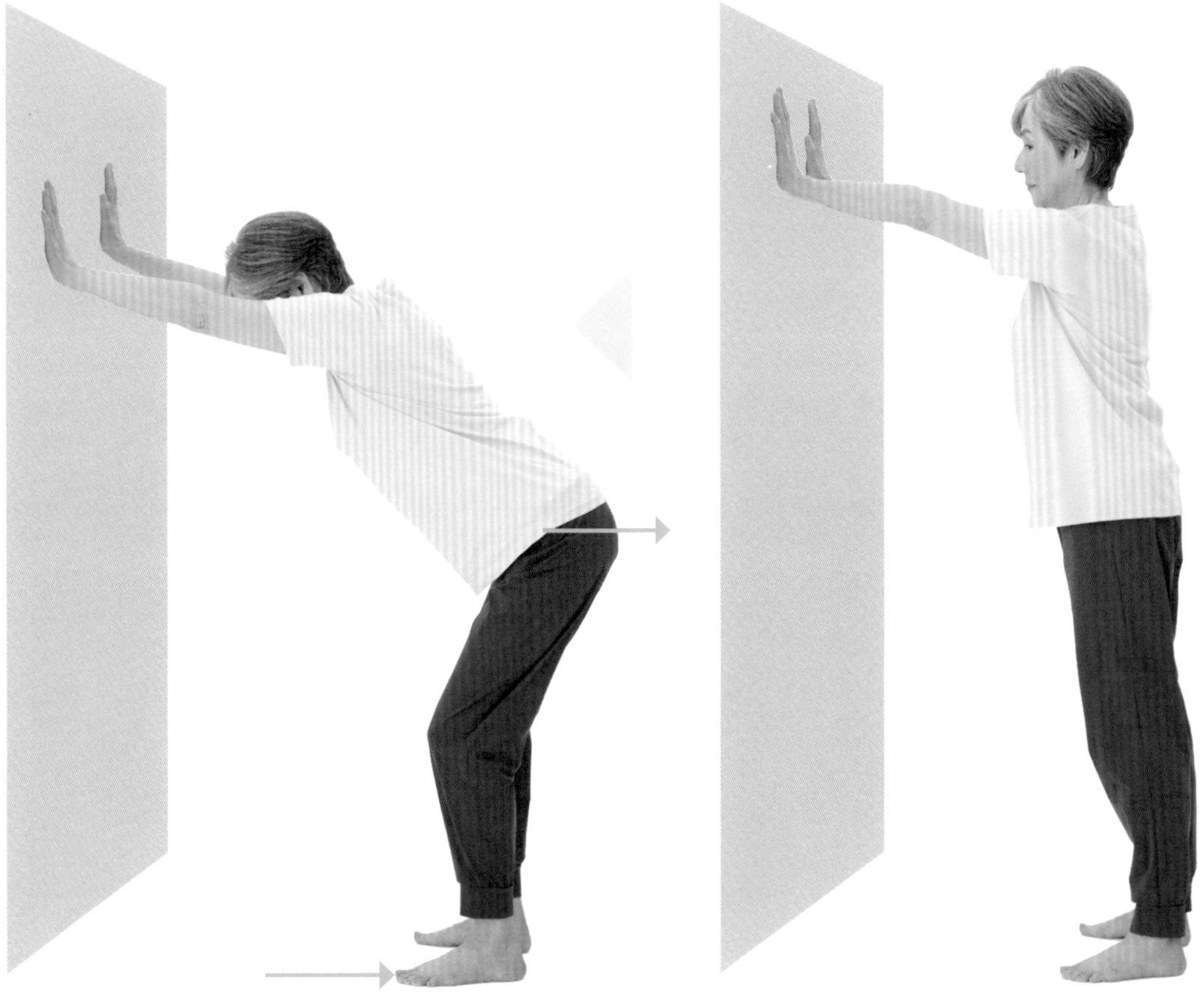

1 壁に向かって立ち、両手をまっすぐに伸ばして顔の高さ程度の位置につきます。

2 膝を軽く曲げて体を後ろに引き、体を前に倒して10秒キープします。

呼吸

伸ばしている間、自然に呼吸します

ここがポイント!

傾きとおしりの位置を調節して、体の側面、腰のあたりに「伸び感」が出るように。骨盤・股関節から傾けることを意識します。

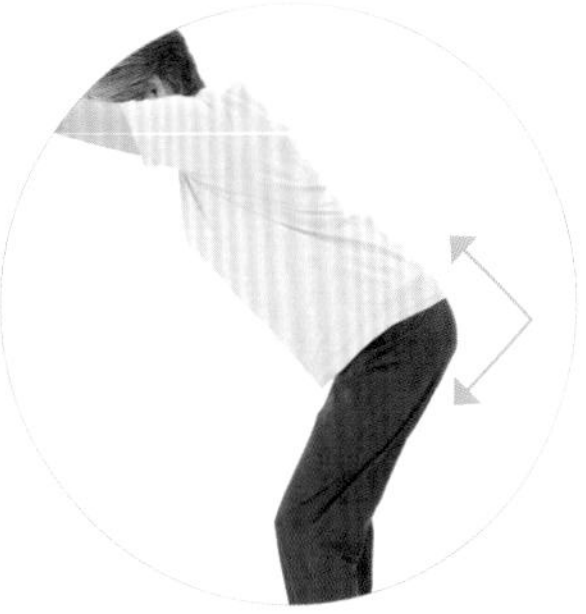

動画でチェック!

ツイスト広げストレッチ

難易度 ★★ふつう　**回数** 左右10秒ずつ×3セット

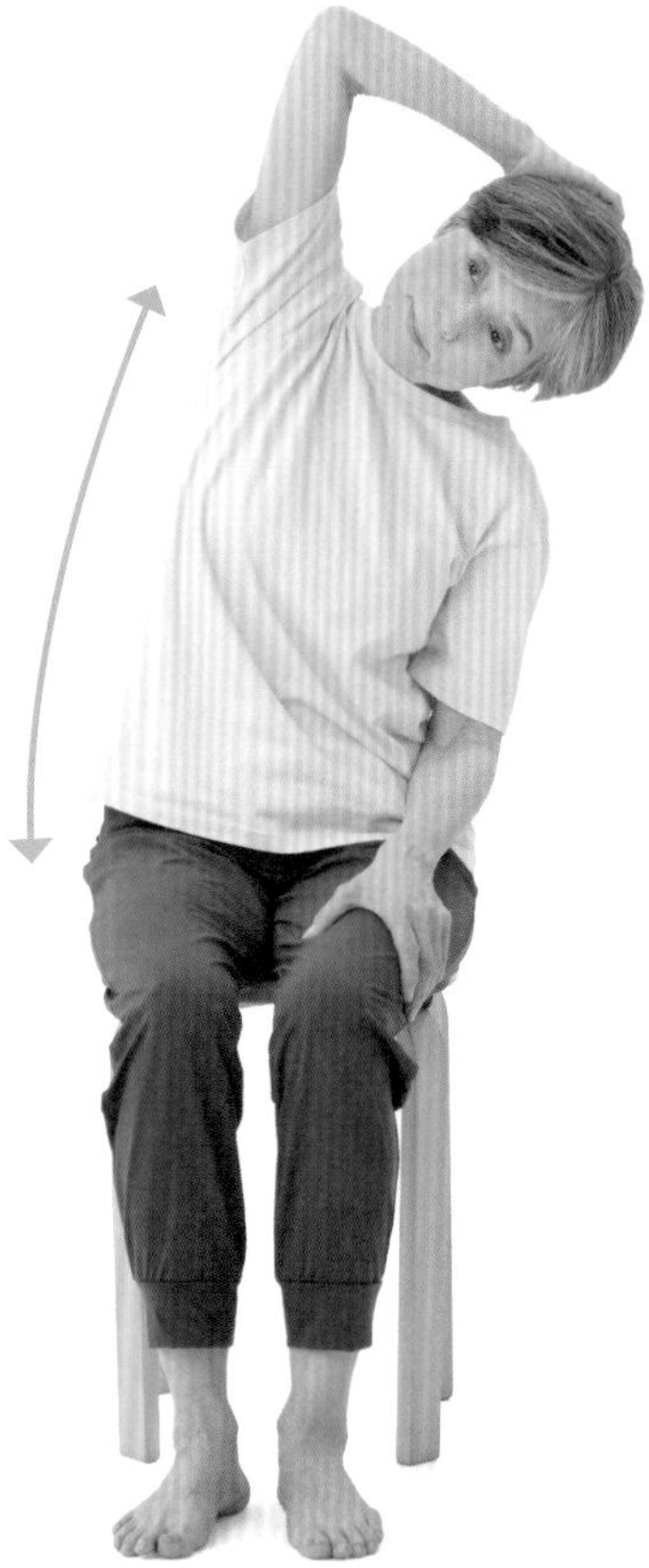

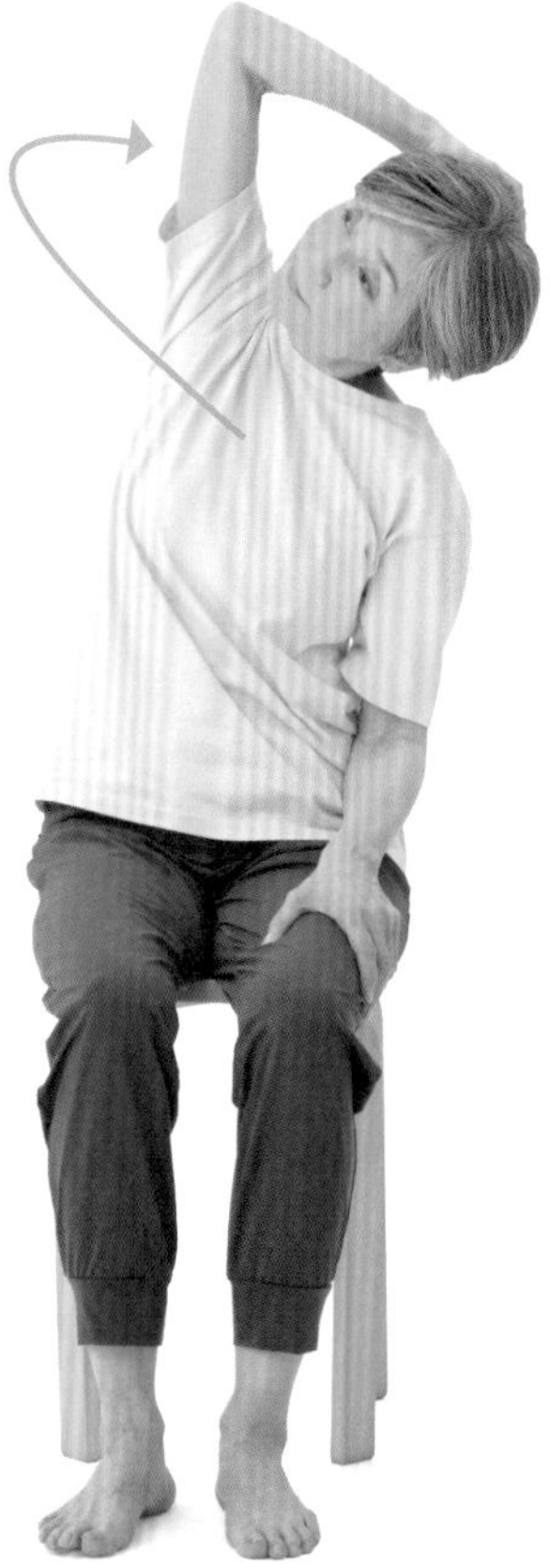

1　片手を頭の後ろに添えて体を横に倒し、わき腹を伸ばします。

2　横に倒したまま、体を後ろに向かってひねります。10秒キープしたら、反対側も同様に。

呼吸
伸ばしている間、自然に呼吸します

ここがポイント!

戻すときは、ひねりを戻してから体を起こすように。目線は斜め上側に固定してひねります。

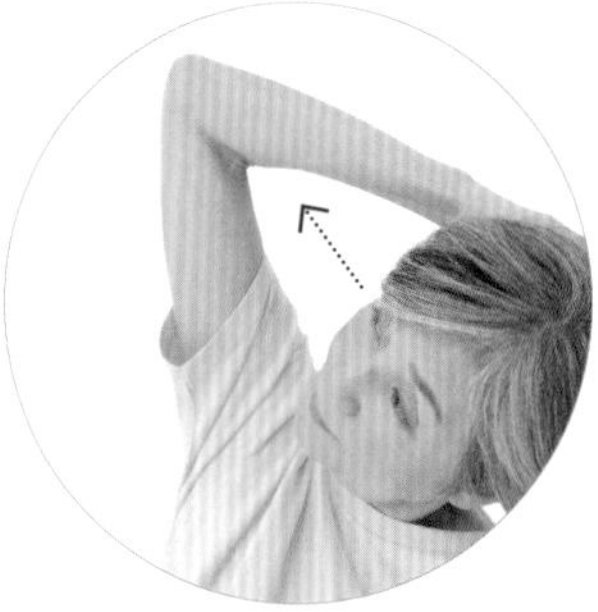

動画でチェック!

タオル引き下げ運動

難易度 ★★ふつう　回数 8～10回×2～3セット

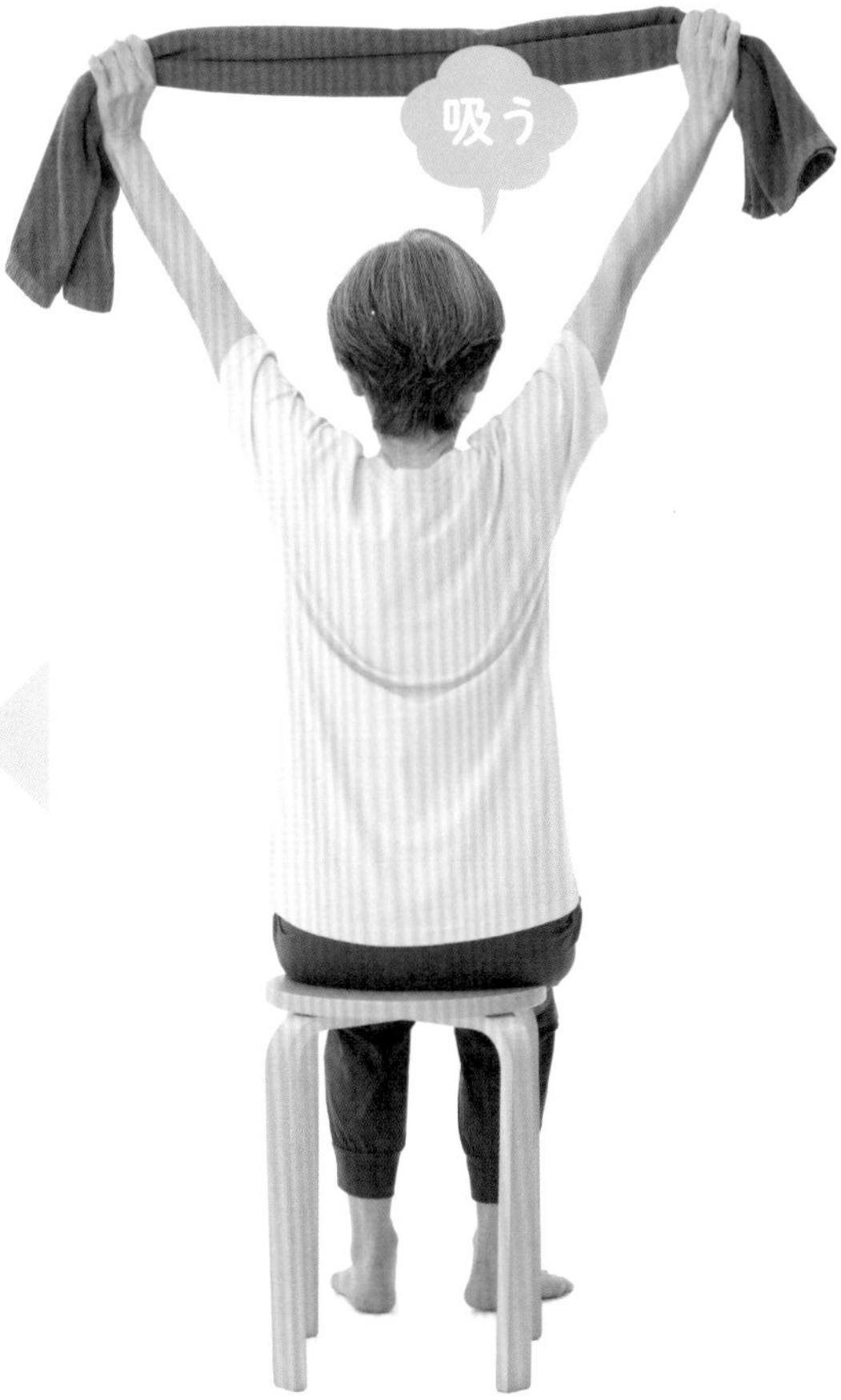

1 タオルを肩幅より広く持ち、両腕を持ち上げます。背筋はまっすぐに保ちます。

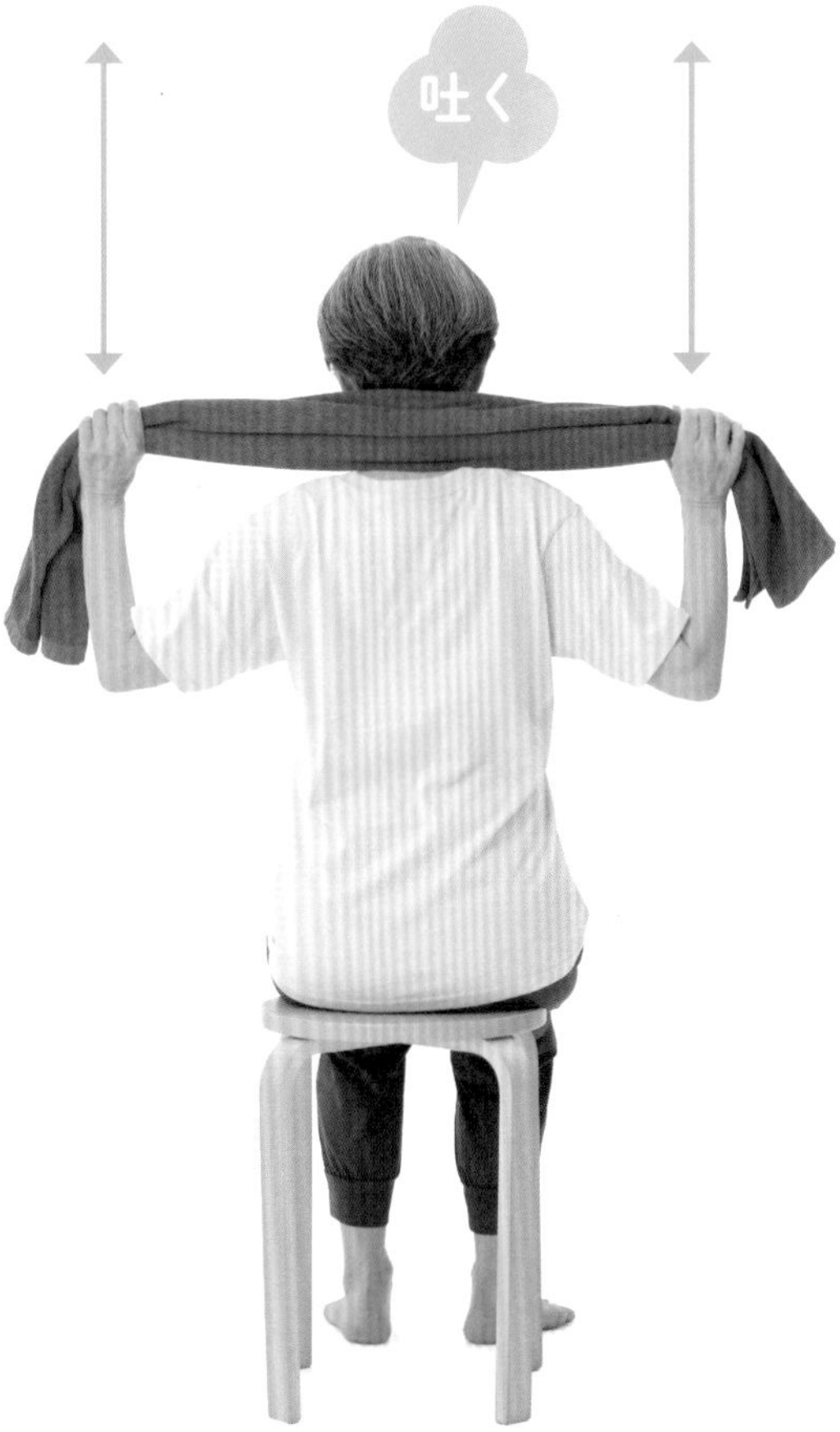

2 首の後ろ側に向かってゆっくりタオルを引き下げ、もとの高さまで戻します。8～10繰り返します。

ここがポイント!

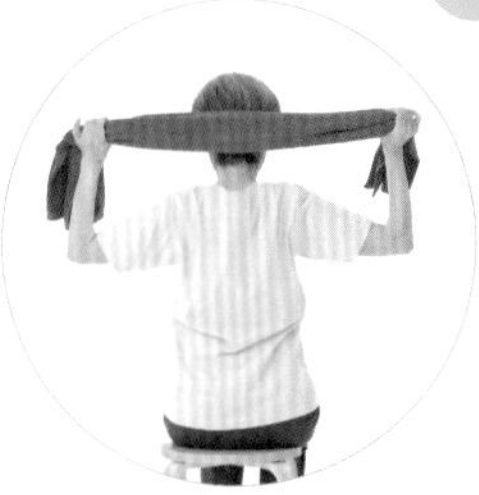

下までいかない方は頭の高さ程度までにしましょう。

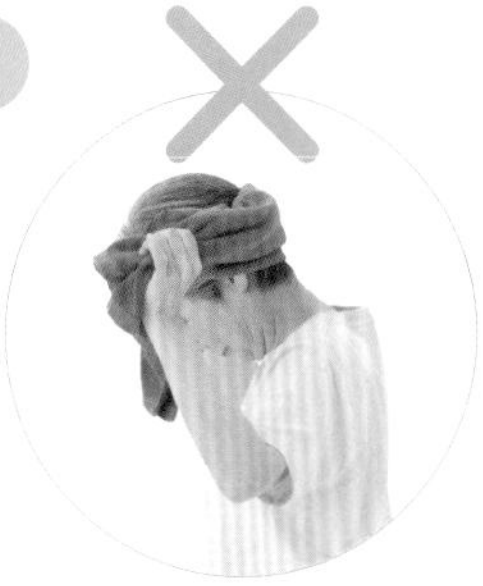

背中が丸まり、頭が前に倒れないように注意します。

動画でチェック!

手のお悩み 1

手がしっかり開かず物をつかみにくい

をスッキリ!

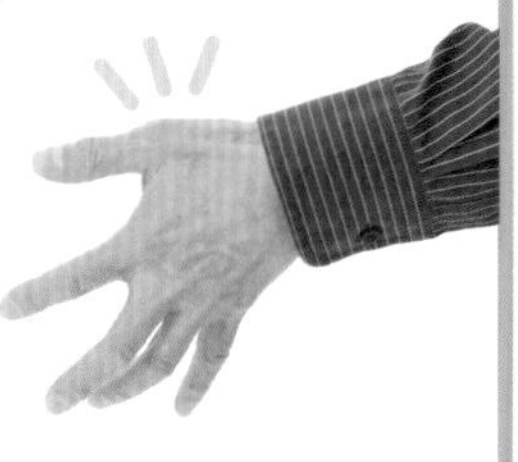

こんな悩みにも

・細かい作業をすると指がつる
・指が妙にだるい

ねらい

指ごとの「関節の伸びやすさの違い」を解消する

指は、細やかな動きをする部位だけに、ちょっとした不調でも日常生活をおくるうえでけっこうなストレスになります。

指まわりの問題は関節部分に「伸びやすさの違い」が生じることで起こりがち。また「物をつかむ・握る」という動作は、指が十分広がることで筋肉全体の力が発揮されます。そこで、指一本一本をていねいに広げていきます。

日ごろから指に硬さを感じている方は、回数や時間をこの本の設定よりも増やしてかまいませんので、時間をかけてじっくりケアしてください。腕の角度を変えるのも効果的です。ハンドクリームなどで皮膚に潤いを与えて血行を促進し、動きやすい状態にしておくこともおすすめです。

ここを動かすよう意識して!

「浅指屈筋」と「深指屈筋」は腕から始まって手首を越え、人差し指から小指までの４本の指につながっています。「母指球筋群」は親指を曲げ伸ばしする筋肉の集まりです。腕からつながるものや手のひらのなかに納まっているものなどさまざまです。関節の変形などに悩んでいる方は無理に伸ばさず、痛みが強く出ないように注意しましょう。

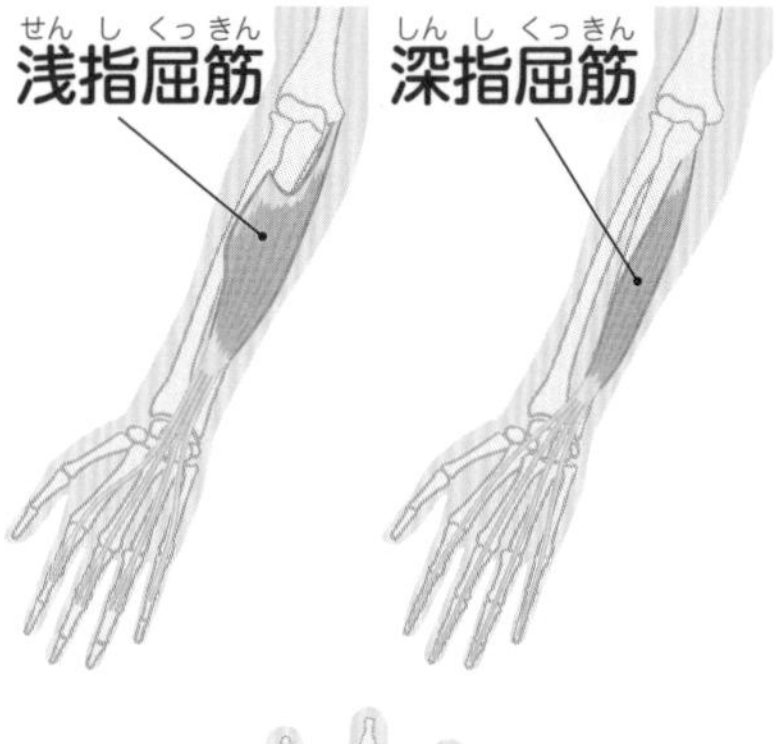

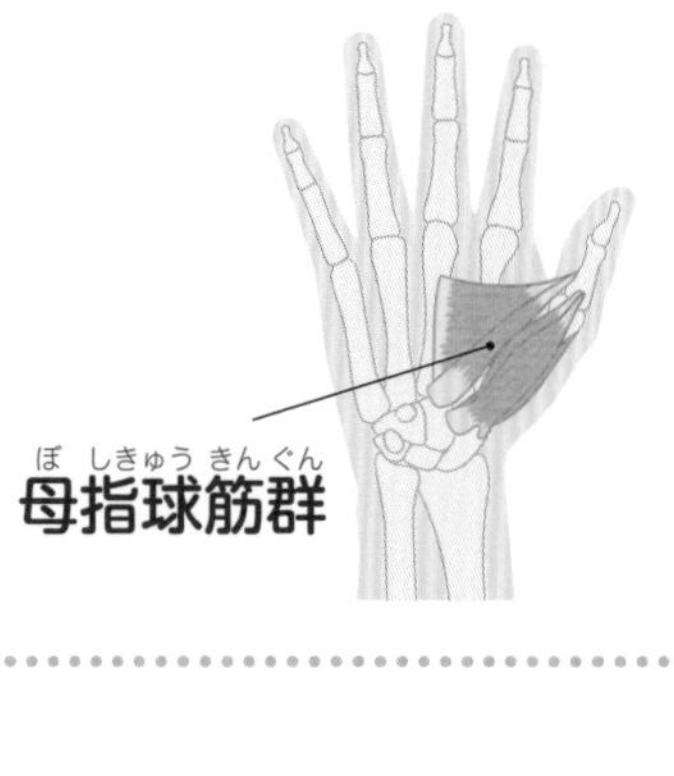

静的ストレッチ

指先反らしストレッチ

難易度 ★やさしい　回数 左右全指10秒ずつ×3セット

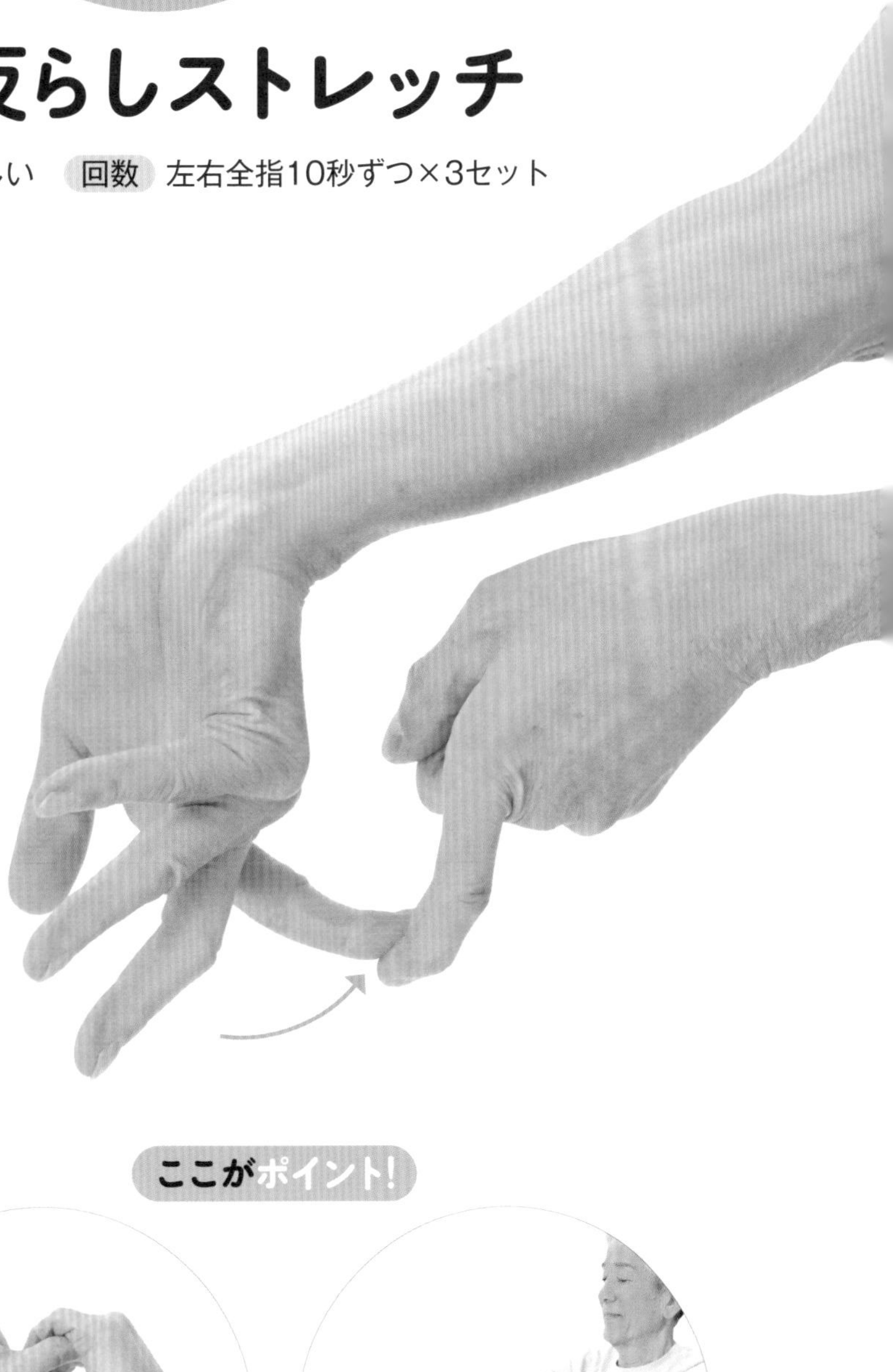

手のひらを上向きにして各指の指先を反対の手で軽くつかみます。指を手の甲に向かって少しずつ反らし、10秒キープします。1本ずつ、全ての指で行ったら、反対の手も同様に。

呼吸
伸ばしている間、自然に呼吸します

ここがポイント!

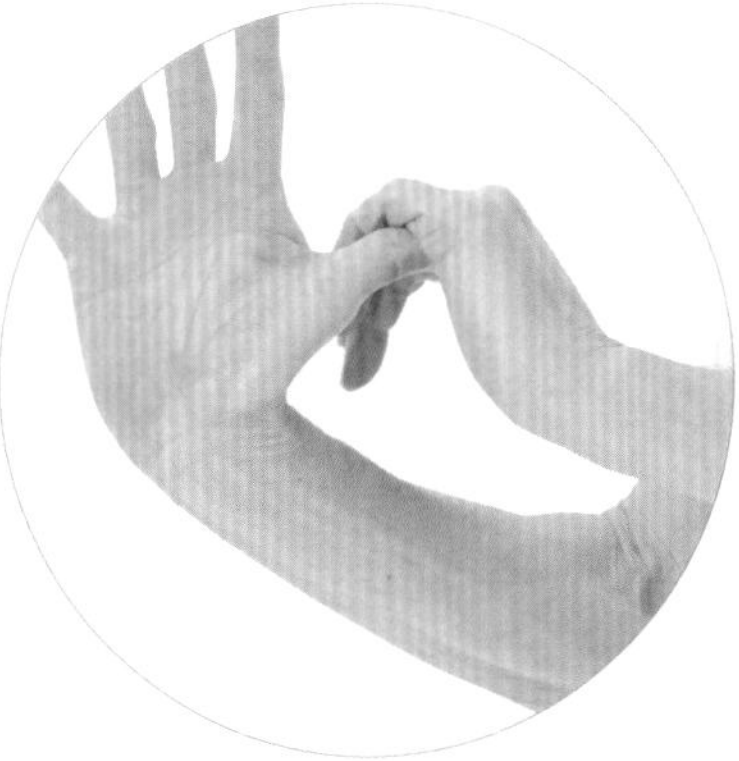

硬いと感じる指は少し長めに、回数も増やしましょう。親指はしづらいので、手のひらを前に向けて行っても構いません。

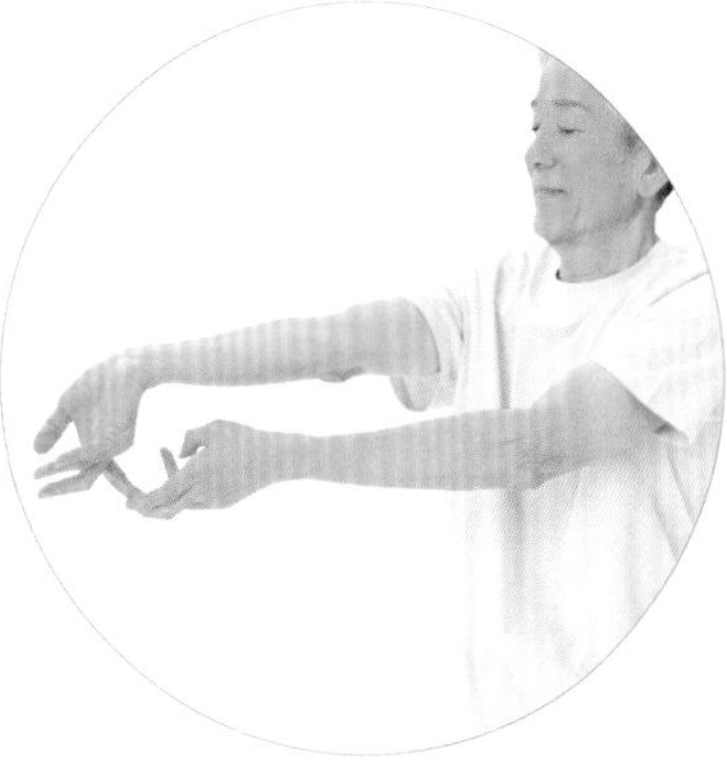

余裕があれば肘を伸ばしながら行います。

動画でチェック!

腕がだるくて力を込めづらいをスッキリ!

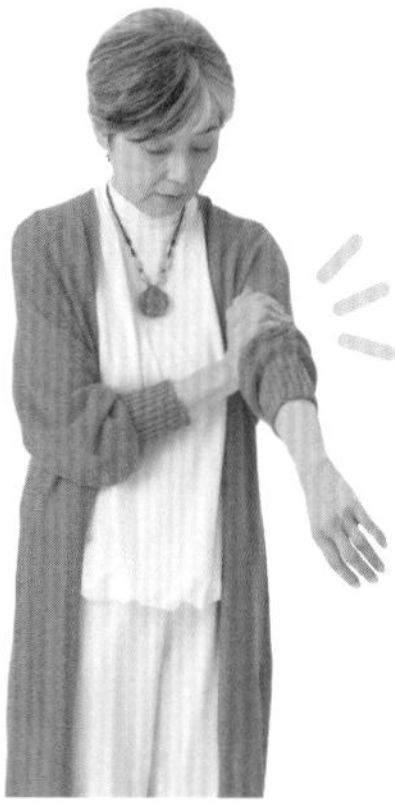

こんな悩みにも
- 腕が重く感じる
- 肘が伸びづらい

ねらい 「硬さ」に気づきにくい腕の表裏を伸ばす

物を持ったり、抱えたり、スポーツで使ったり。日常生活のなかで、腕はとにかく出番がたくさんあります。当然、コリや張りも出てきます。じっさいに自分の腕を触ってみてください。思っていた以上に硬くなっていませんか？　腕は肩や腰と違い、問題を感じづらい部位ですので、意識的なメンテナンスが必要です。

片方の手で、もう片方の腕を「揉む」のもありですが、案外疲れてしまうのでストレッチで筋肉を伸ばしましょう。いきおいよく行うと、関節への負荷が強くなるので、ゆっくりと角度を調節しながら行うのがベストです。手のひら側、手の甲側、左右の腕、それぞれ異なる筋肉が使われることを感じてください。

ここを動かすよう意識して!

「前腕（手首から肘までの部位）の筋肉」は、手のひら、手首、肘までの動作をコントロールします。直線的な動きのほか、ドアノブを開けるなど「ひねる動き」も担当します。「上腕筋」は肘についていて、肘を曲げるさいにかならず働きます。ここが硬くなると肘を伸ばしにくくなります。

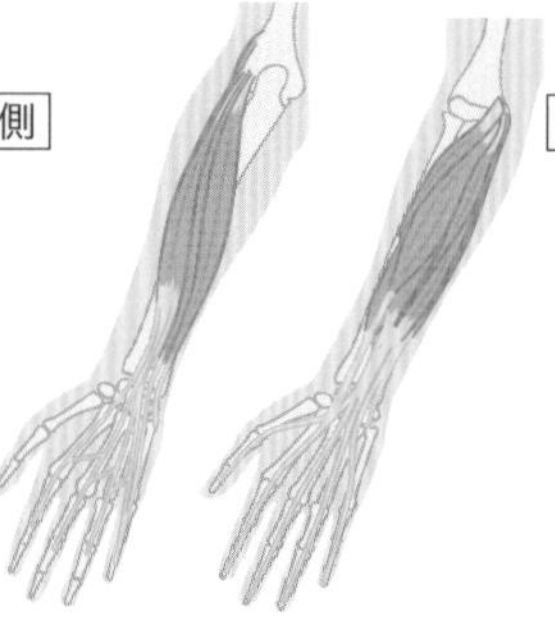

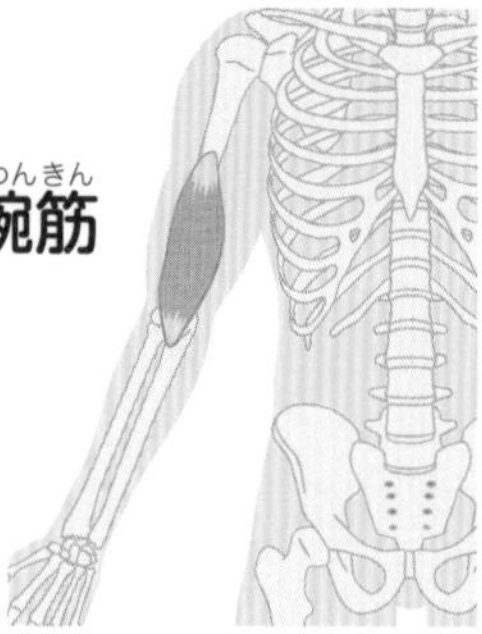

キョンシーストレッチ

難易度 ★やさしい　**回数** 手の甲側・手のひら側それぞれ10秒×3セット

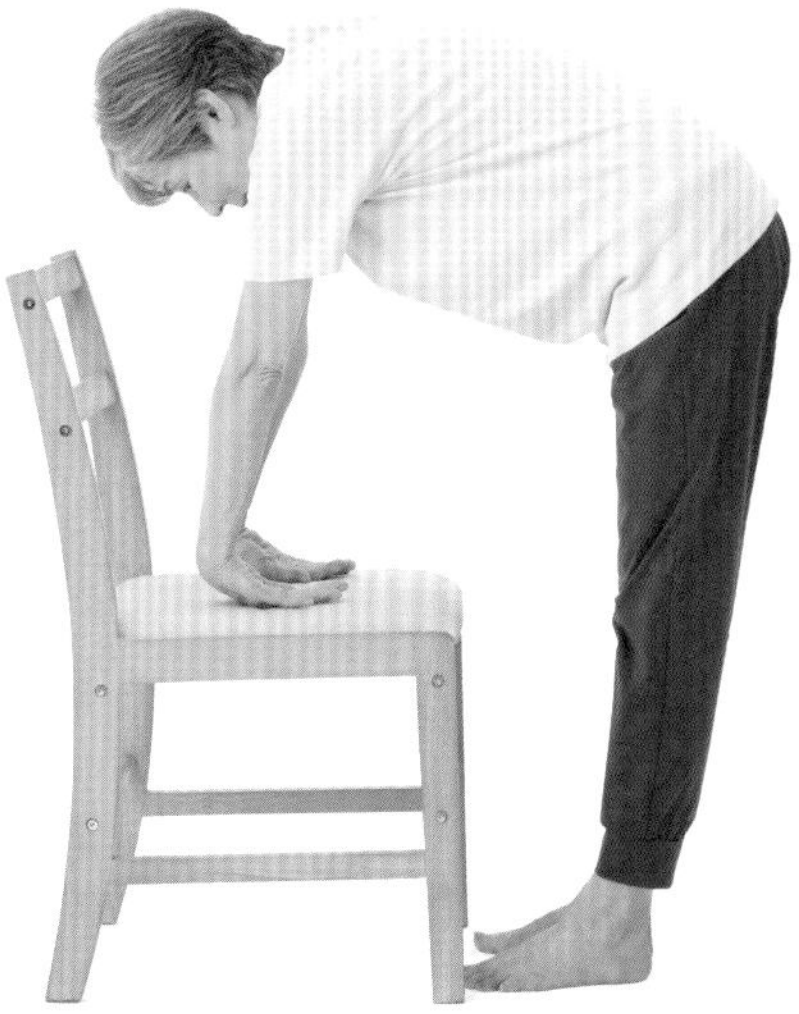

1

指先を手前側に向け、手の甲をテーブルや椅子の上に置く。

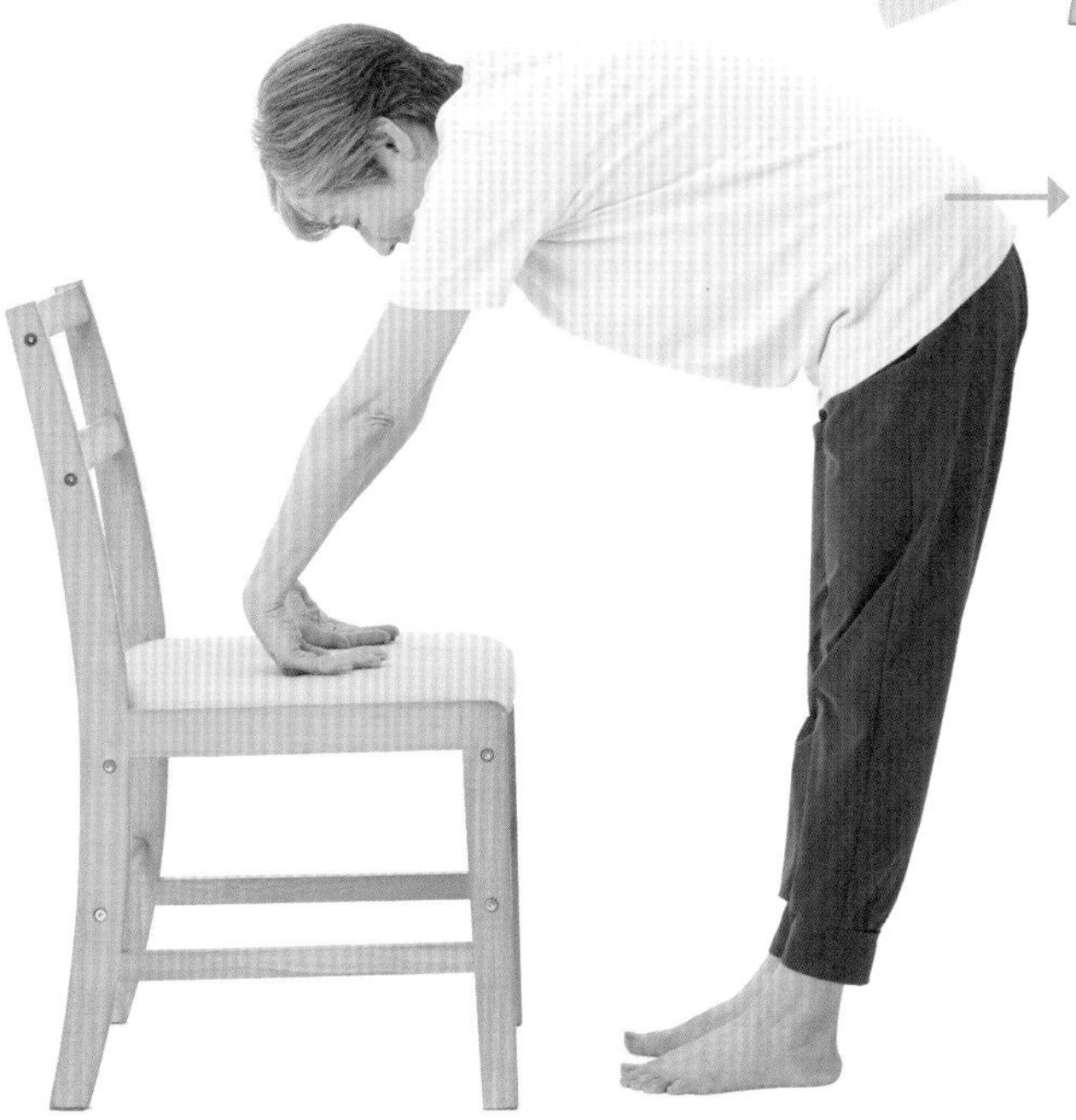

2

少し体を後ろにさげて腕を伸ばし、10秒キープします。手のひらをテーブルや椅子の上に置いて同様に。

呼吸
伸ばしている間、自然に呼吸します

動画でチェック!

ここがポイント!

両手で行いにくい場合は片手ずつ行います。

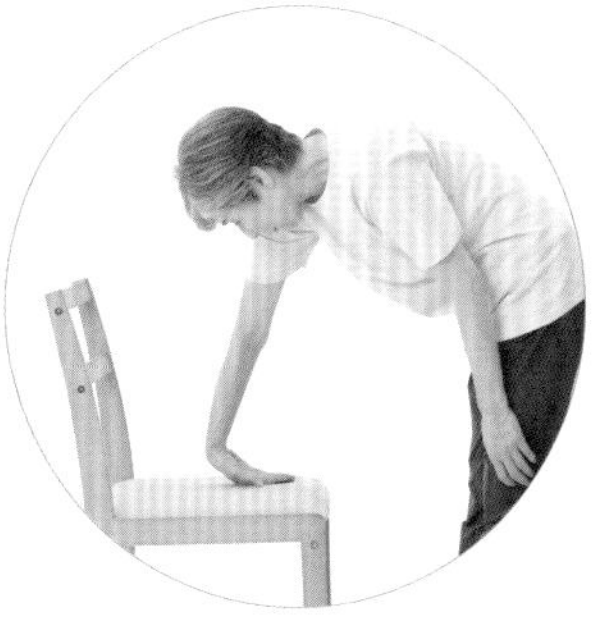

足のお悩み 1

太ももが上がらなくて少しの段差でつまずく をスッキリ!

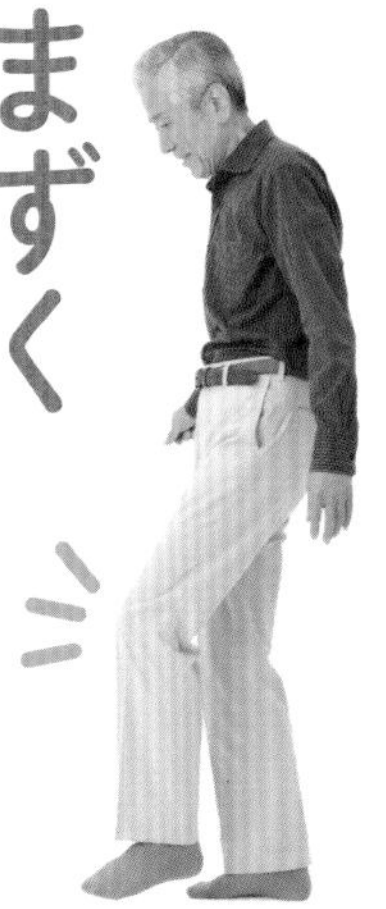

こんな悩みにも

- 階段が上りづらい
- 立ち上がりづらい
- あぐらをかきづらい

ねらい おしりと内ももの可動域を広げて股関節の動きをよくする

とくに痛いわけではないけれど、座っているときに筋肉同士がぶつかってる感じがする、床から立ち上がるときにスッと足が出ない。そんなことがあると「足腰が弱ったな、もう歳か」と感じてしまうものです。

原因は「股関節」にあります。股関節は球の形をした関節で、立体的に動かすことができるのですが、まわりについている筋肉や靭帯が硬くなると、互いの動きを妨げてしまうのです。

動きの立体感を取り戻すためには、コマのように回転させる「回旋運動」が効果的です。前から、後ろから、内へ、外へ。それぞれの筋肉が自由に動けるようにしてあげましょう。

ここを動かすよう意識して!

「深層外旋六筋」は、おしりの深いところにある6つの筋肉で、股関節を外向きに回旋させるために働きます。この部分の動きが悪いと股関節の動作が制限されます。内ももの筋肉である「内転筋群」は、脚を内側に閉じる役割が有名ですが、前後に動かしたり、回旋の動きにも関わります。股関節から膝の近くまで、意外と広くついています。

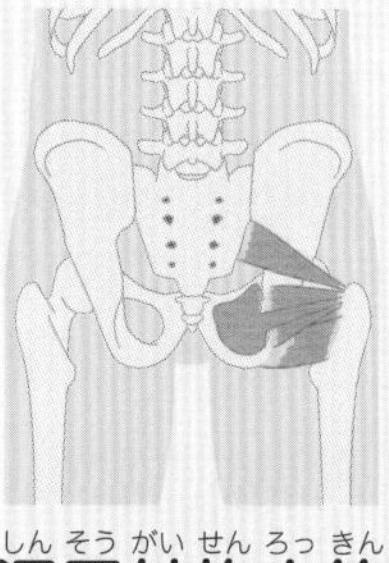

深層外旋六筋《しんそうがいせんろっきん》

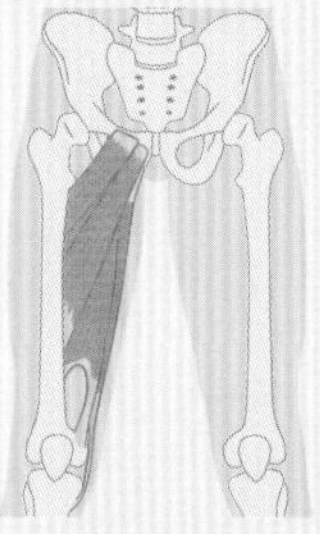

内転筋群《ないてんきんぐん》

静的ストレッチ

太ももレの字ストレッチ

難易度 ★やさしい　回数 左右10秒ずつ×3セット

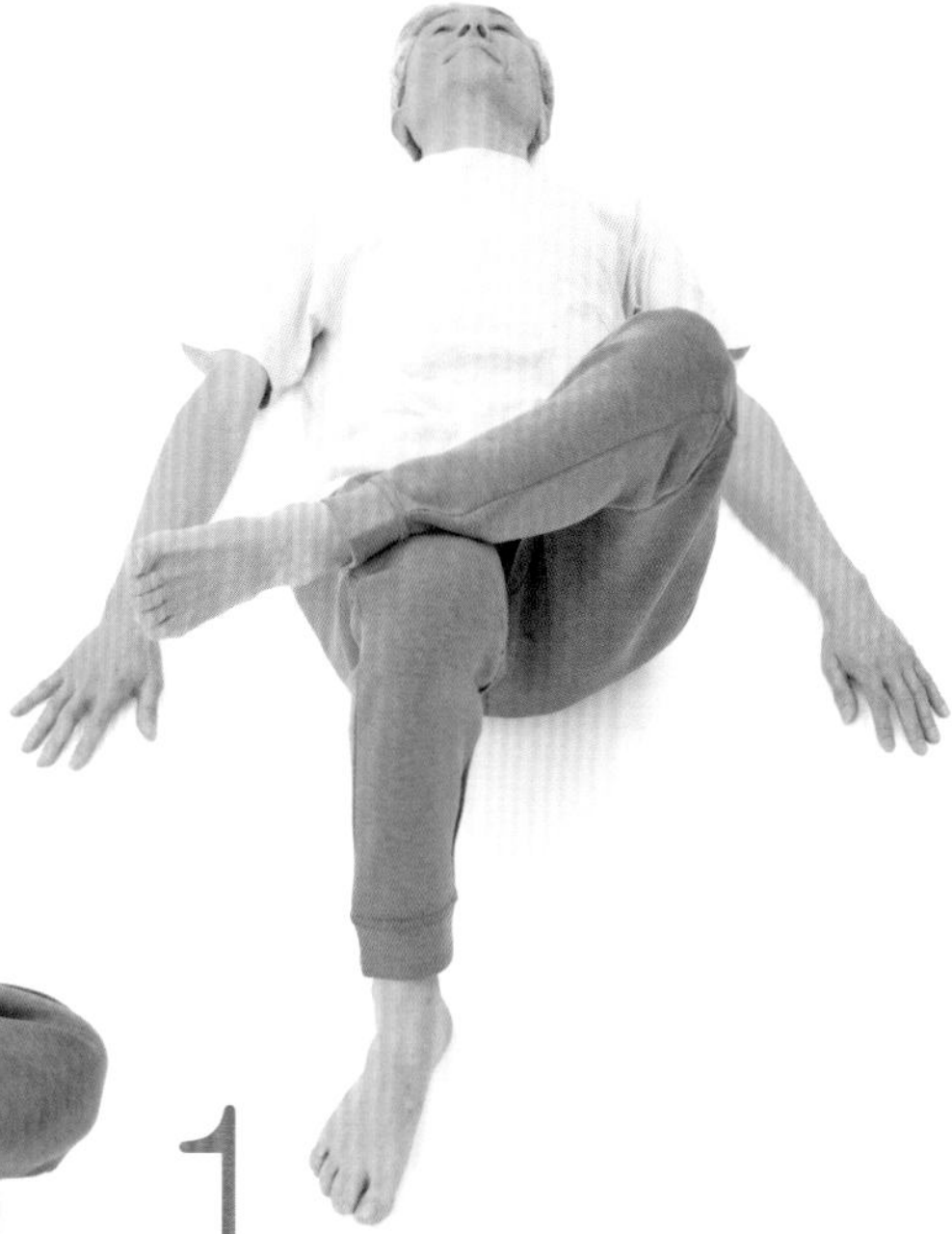

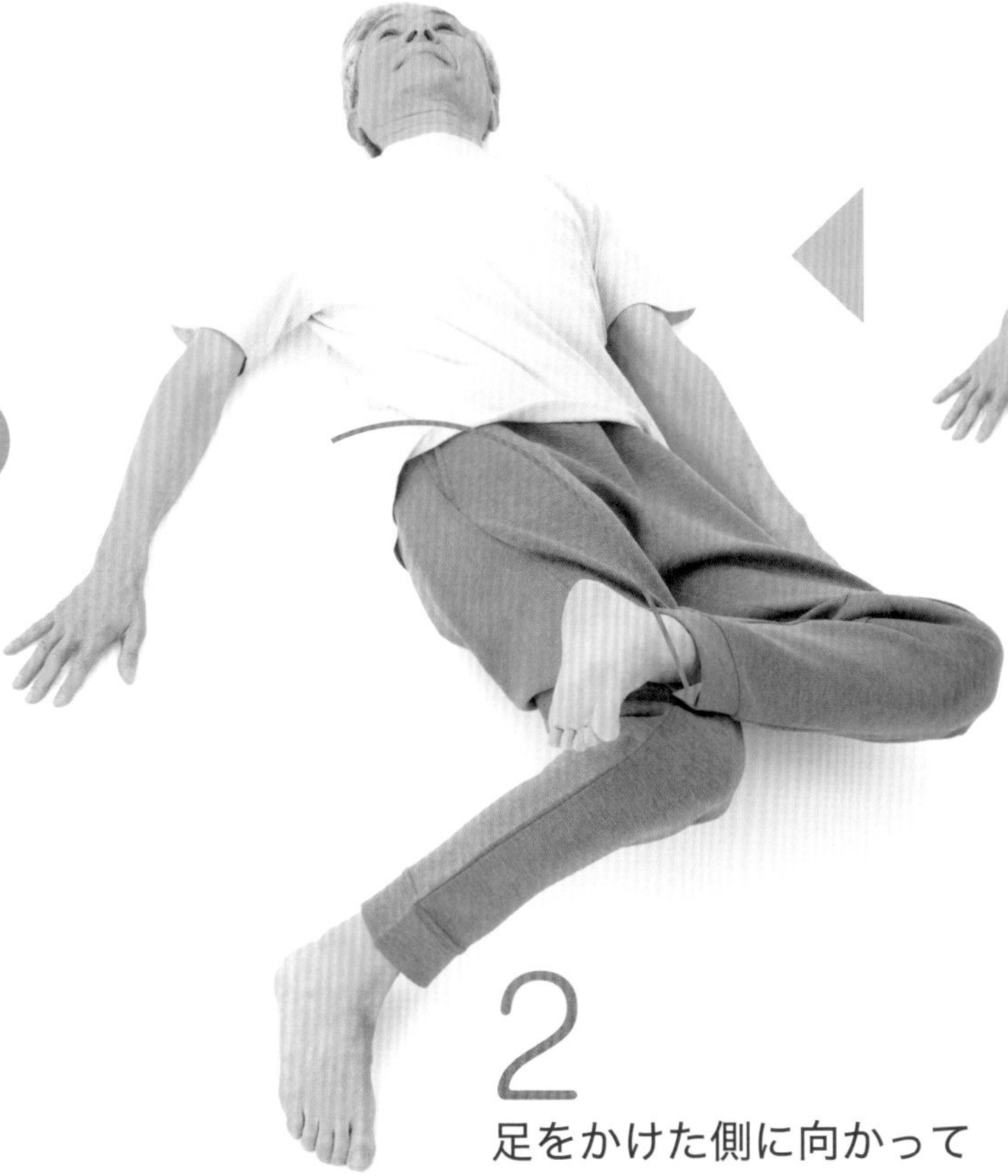

1

仰向けになり膝を90度程度に立て、片足を反対の足にかけます。

2

足をかけた側に向かってゆっくり両足を倒し、膝が「レ」のようになった状態で10秒キープします。反対側も同様に。

呼吸

伸ばしている間、自然に呼吸します

ここがポイント!

膝の角度が浅くならないように気をつけます。

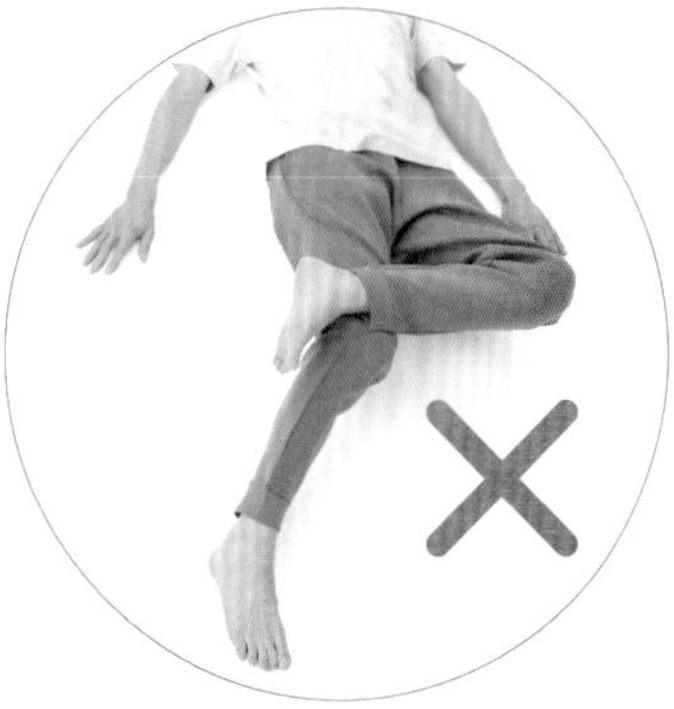

動画でチェック!

斜め踏み込みストレッチ

難易度 ★★★むずかしい　回数 左右10秒ずつ×3セット

1

片手を安定したものに置いて体を支え、片足を斜め前に出します。

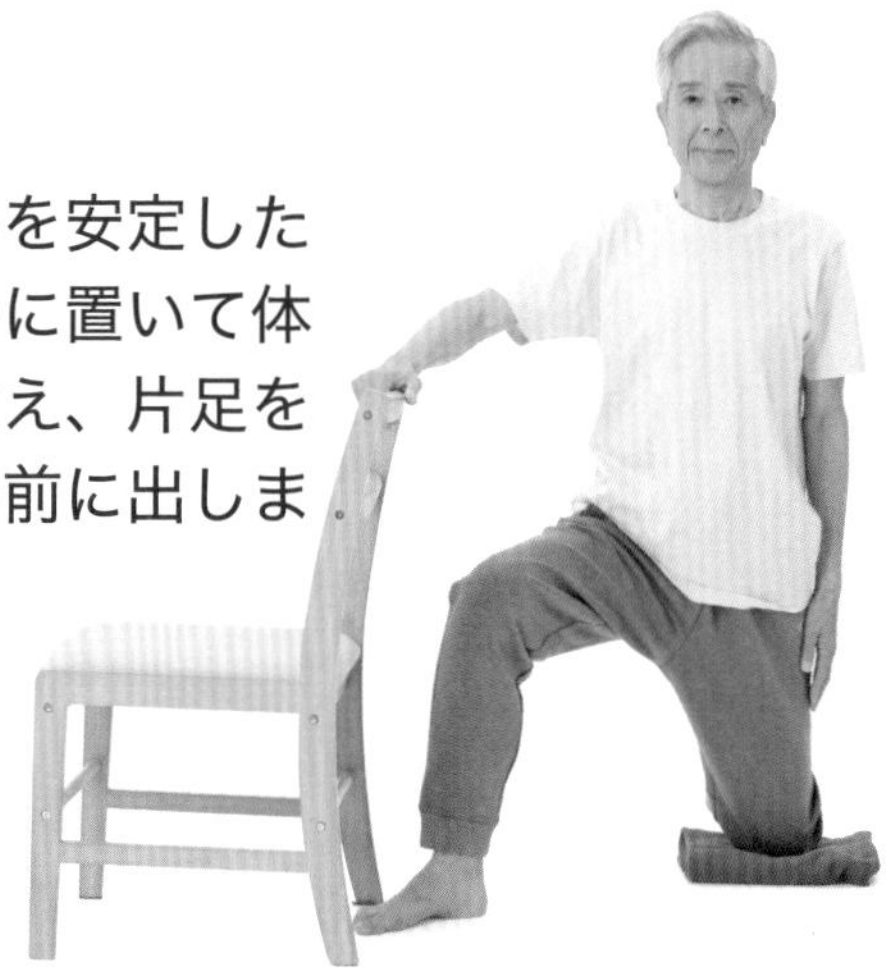

2

踏み出した側に向かって、体を斜め前側にゆっくりと寄せていきます。10秒キープしたら反対側も同様に。

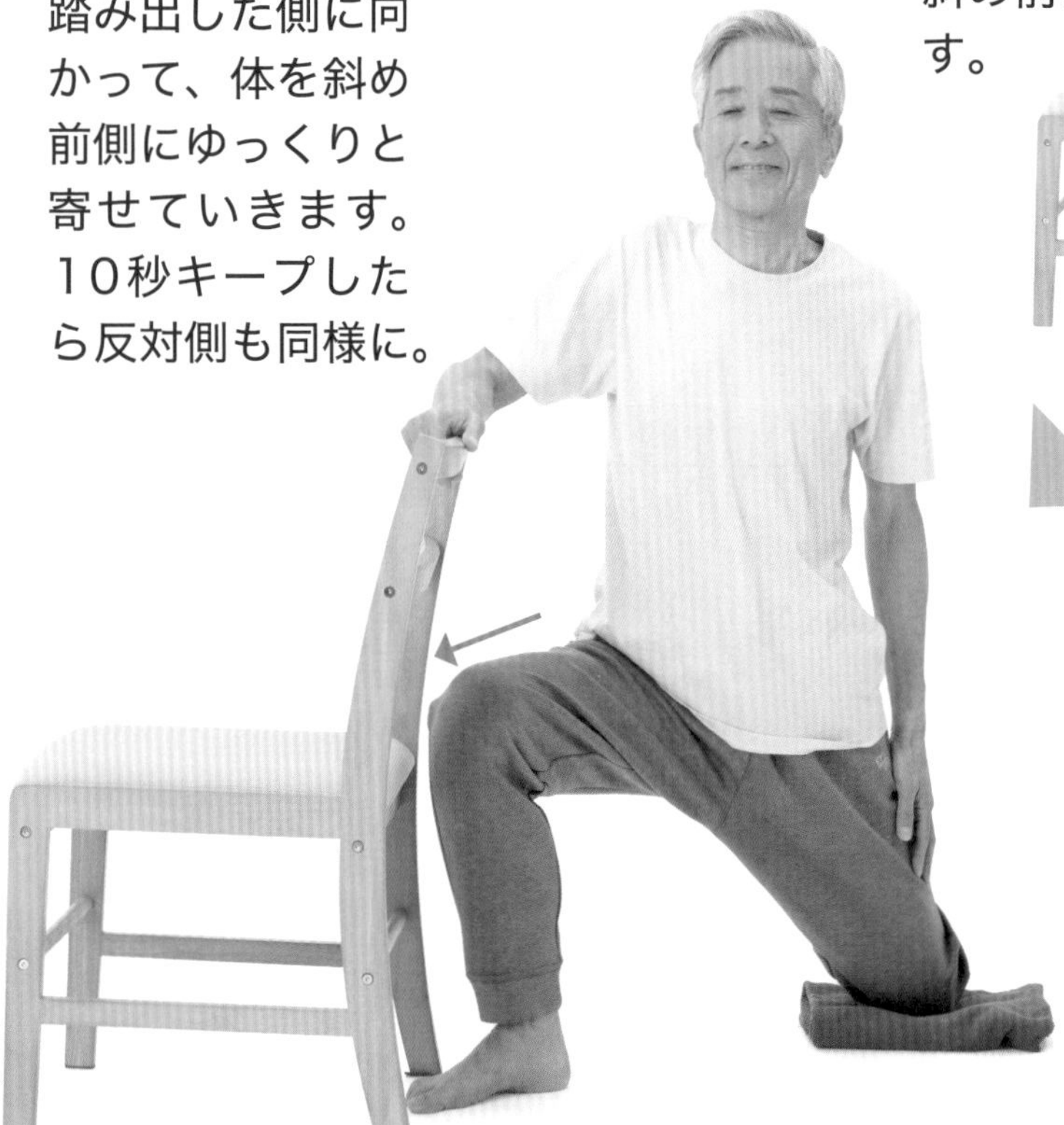

呼吸

伸ばしている間、自然に呼吸します

動画でチェック!

ここがポイント!

動かすときも体が正面を向いているように。後ろについた膝が痛むときは、タオルやクッションを敷いておきます。

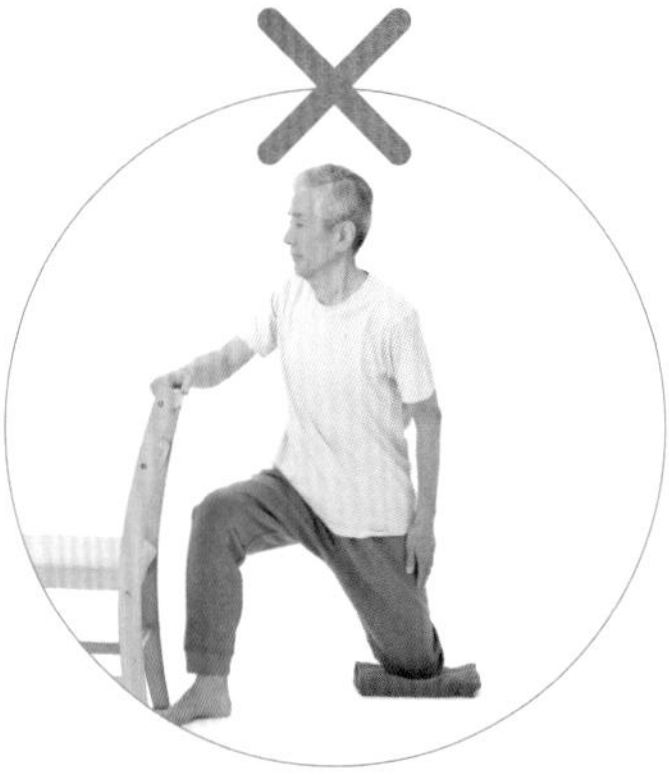

カエル足運動

難易度 ★★ふつう　回数 左右8～10回ずつ×3セット

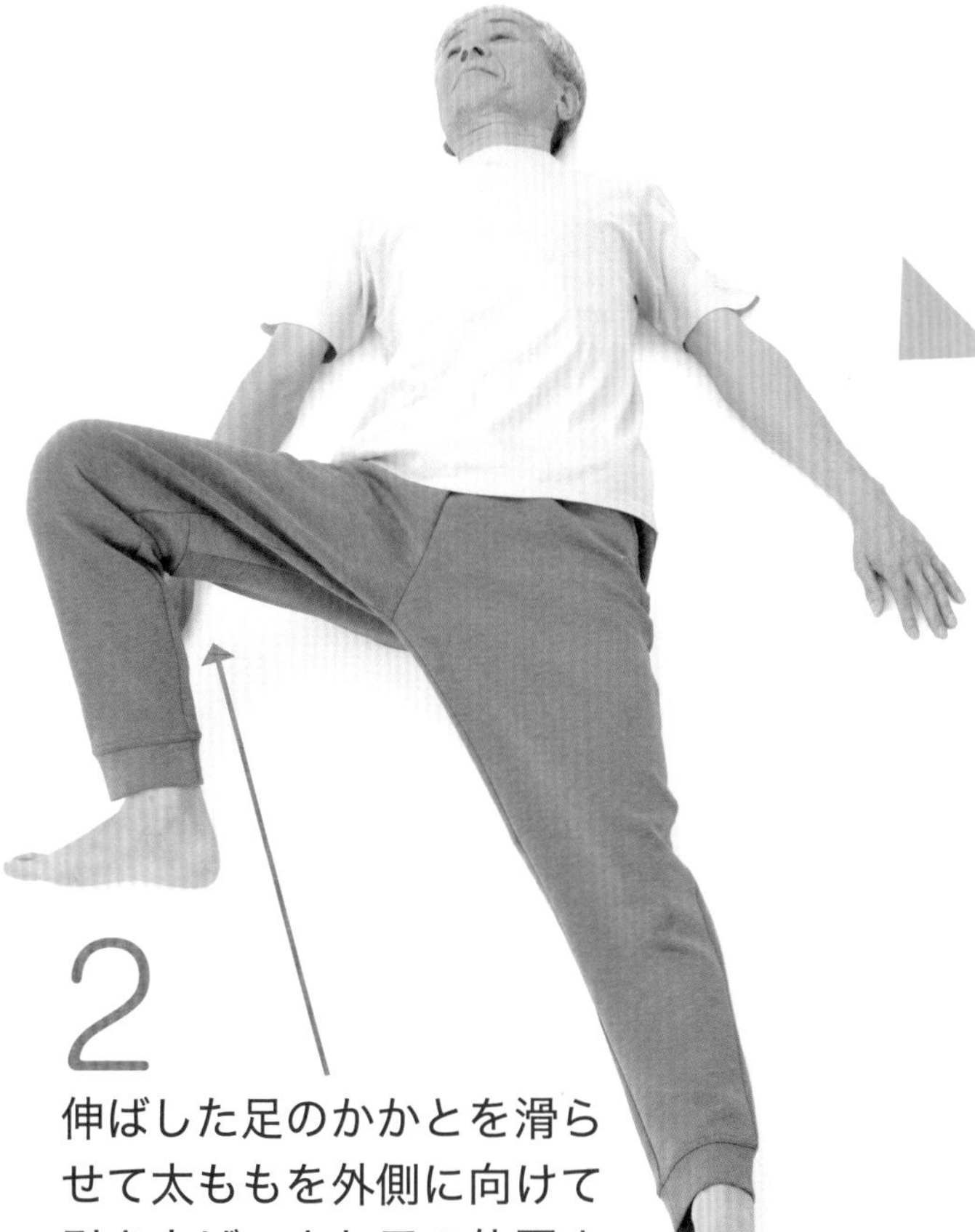

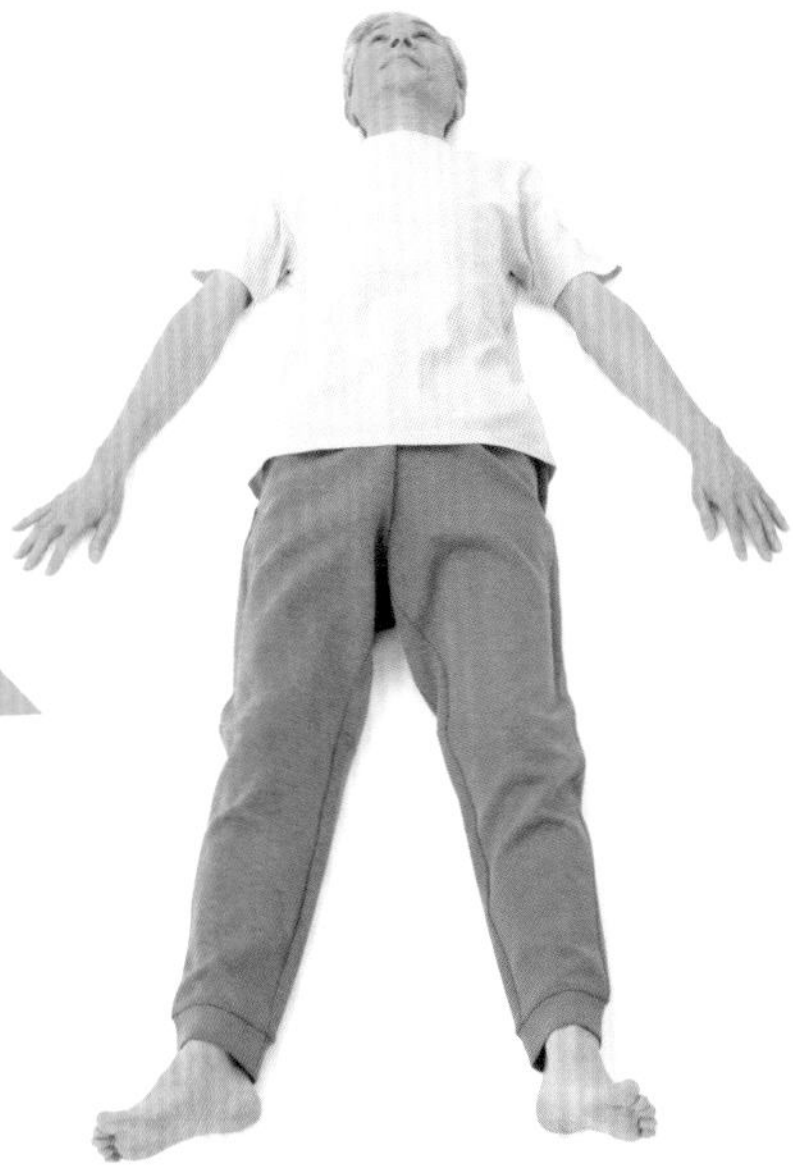

1

仰向けになって、肩幅程度に足を広げる。

2

伸ばした足のかかとを滑らせて太ももを外側に向けて引き上げ、また元の位置まで伸ばして戻します。8～10回繰り返したら、反対側も同様に。

呼吸

動かしているときも、自然に呼吸を続けます

動画でチェック!

ここがポイント!

持ち上げた太ももに膝がついてくるイメージで。膝だけの曲げ伸ばしにならないよう気をつけます。

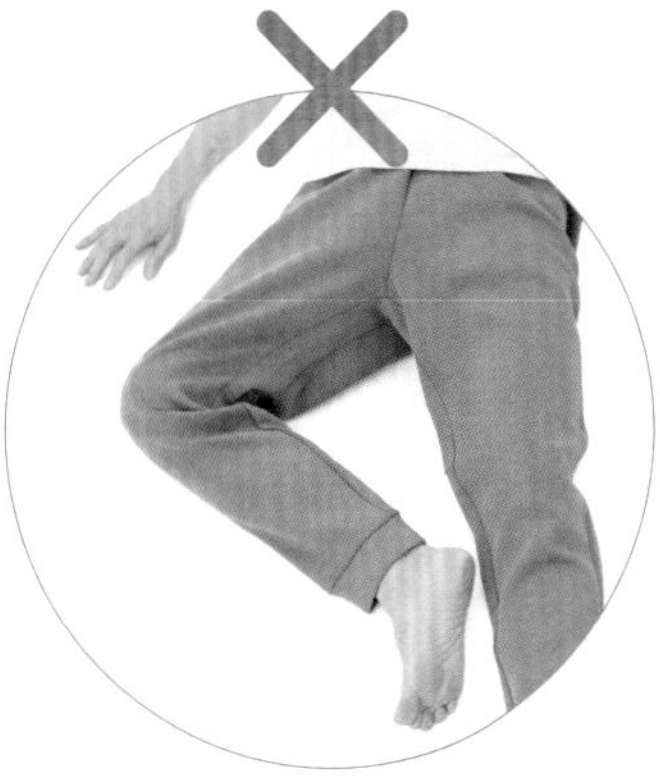

足のお悩み 2

膝の曲げ伸ばしがとにかくキツイをスッキリ!

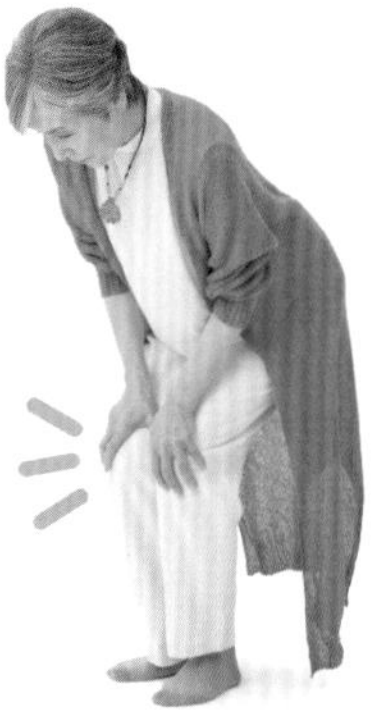

こんな悩みにも

- 立ち上がりづらい
- 階段の上り下りがたいへん

ねらい

膝の曲げ伸ばしに関わる関節と筋肉の滑らかさを取り戻す

膝の関節は太ももの「大腿骨」、すねの「脛骨」、膝のお皿である「膝蓋骨」からできています。

このうち、とくに重要なのが「膝蓋骨」です。ここは膝の曲げ伸ばしのさい、滑るように位置を変えるのですが、年齢を重ねて周囲の筋肉や脂肪の弾力が減ると、滑らかに動かなくなるのです。

そのほか、膝まわりの改善で意識したいのは「ももの裏側の筋肉」。これは、大腿骨、脛骨、膝蓋骨といった骨同士が近づいたり離れたりするのをコントロールしています。また、すねとふくらはぎをコマのように回す動きも、膝の曲げ伸ばしに影響します。エクササイズで動かしづらさを改善しましょう。

ここを動かすよう意識して!

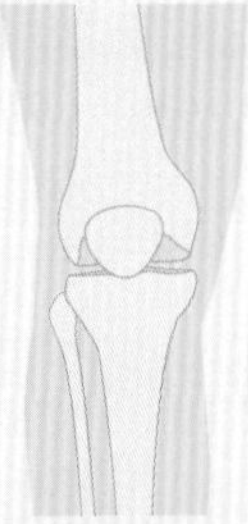

膝蓋骨《しつがいこつ》

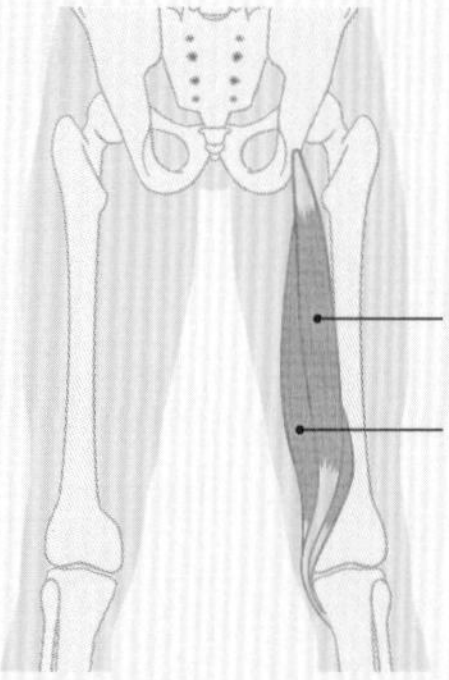

半腱様筋《はんけんようきん》

半膜様筋《はんまくようきん》

「膝蓋骨」は膝のお皿の骨です。意識はしにくいですが膝の上で動いています。「半膜様筋」「半腱様筋」は太ももの後ろ側の筋肉で、内ももに近い部分についています。前にかがもうとして、膝の裏がつっぱるときには太ももの裏の筋肉が伸びにくくなっているケースがよくあります。さらに弾力が不足すると、太ももやすねの骨の動きが妨げられます。

膝のお皿スライドリリース

難易度 ★★ふつう　回数 左右20～30秒×2セット

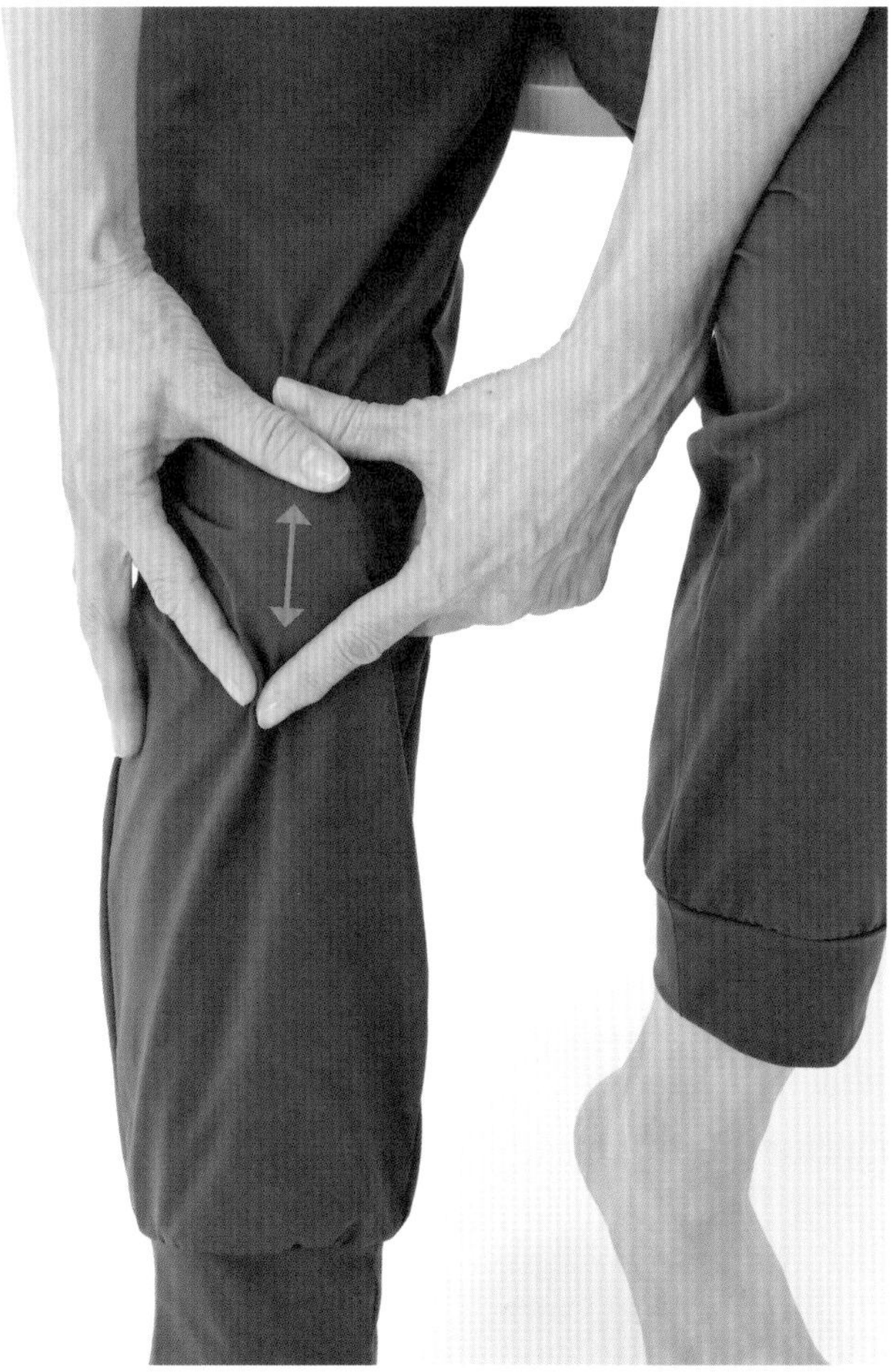

座って片足を前に出し、膝のお皿を囲むように、手を添え、２０～３０秒間上下、斜め上、斜め下へ滑らすように動かします。反対の足も同様に。

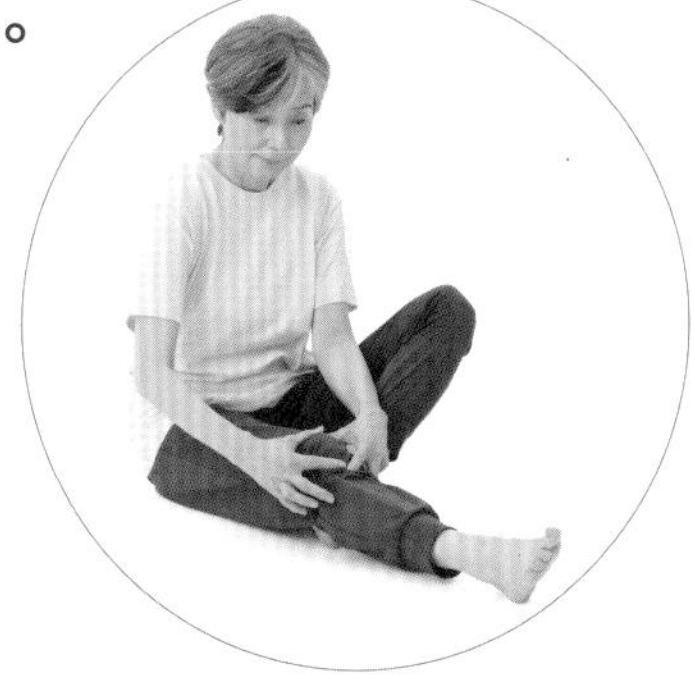

ここがポイント!

膝のお皿の位置が少しずれているような感覚があればＯＫ。床に座った状態で行っても。

動画でチェック!

動的ストレッチ

膝下グルグル回し

難易度 ★★ふつう　回数 左右8～10回ずつ×2～3セット

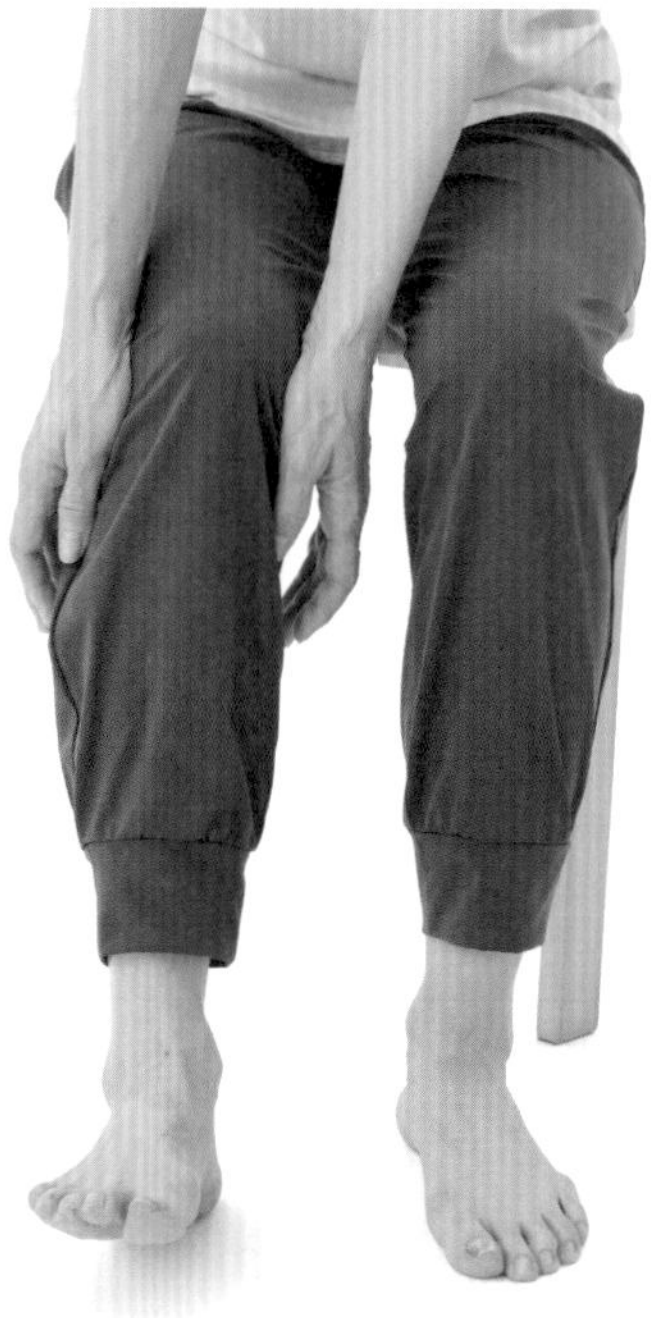

1 膝のお皿を正面に向け、片膝の両側面側を手で動かないように支えます。

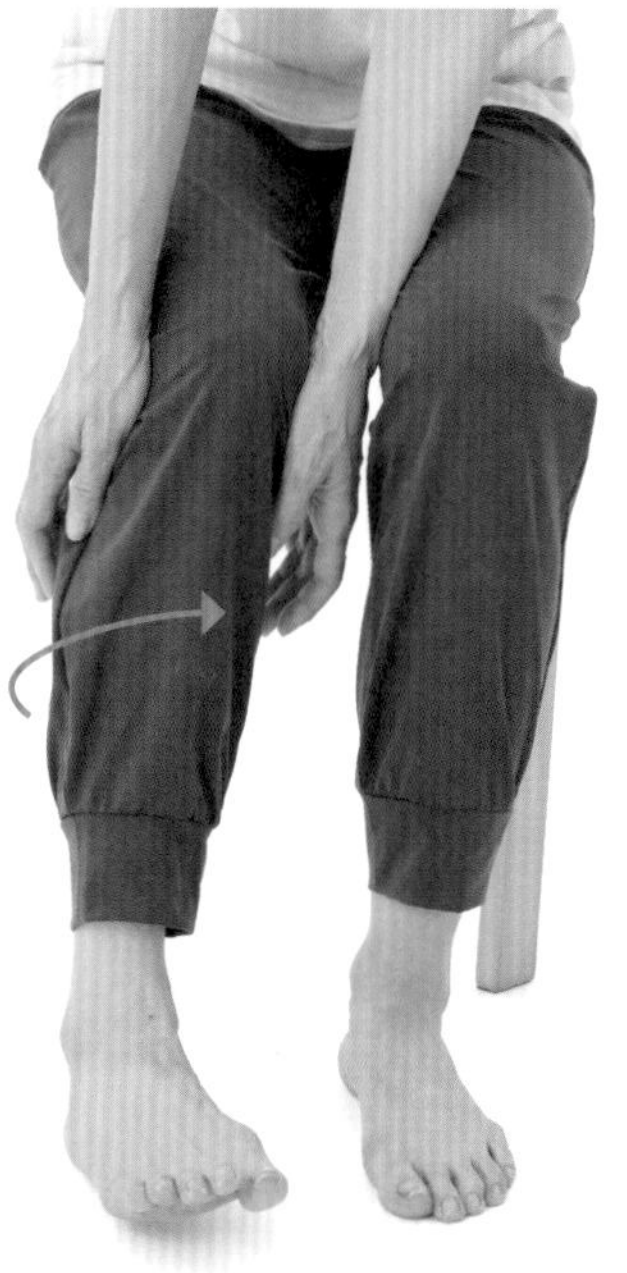

2 かかとを支点にすねを内側に向かって回転させたのち、正面の向きまで戻します。8～10回繰り返したら、反対の足も同様に。

呼吸

動かしているときも自然に呼吸を続けます

ここがポイント!

つま先が床につかないように。少し浮かせて正面に向けておきましょう。

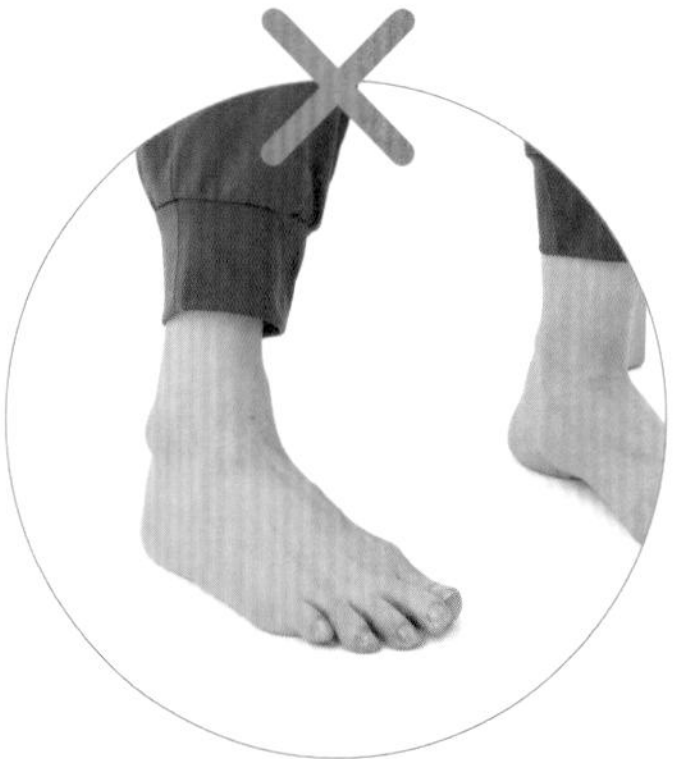

動画でチェック!

膝裏曲げ伸ばしほぐし

難易度 ★★★むずかしい　回数 左右10回ずつ×3セット

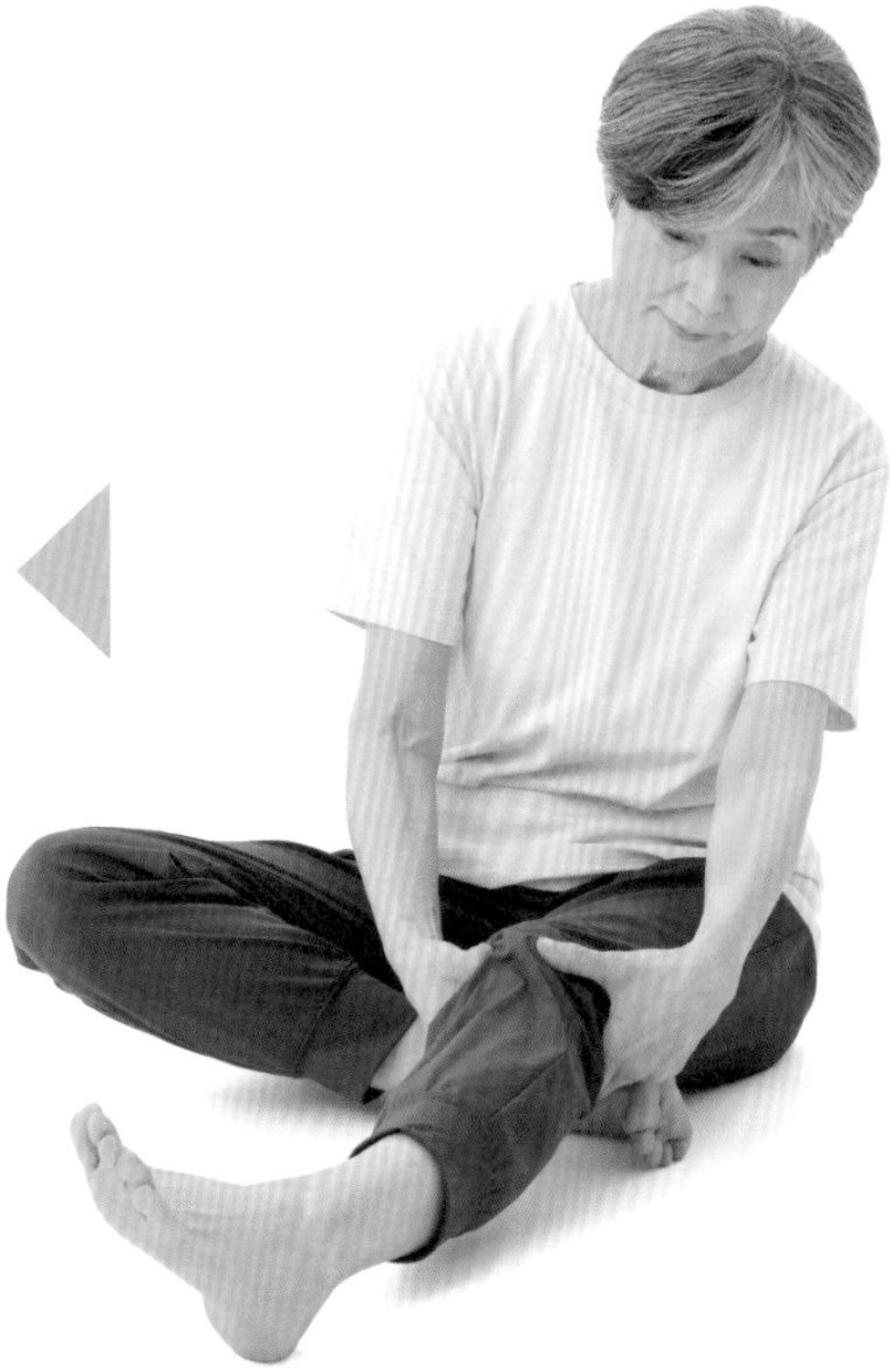

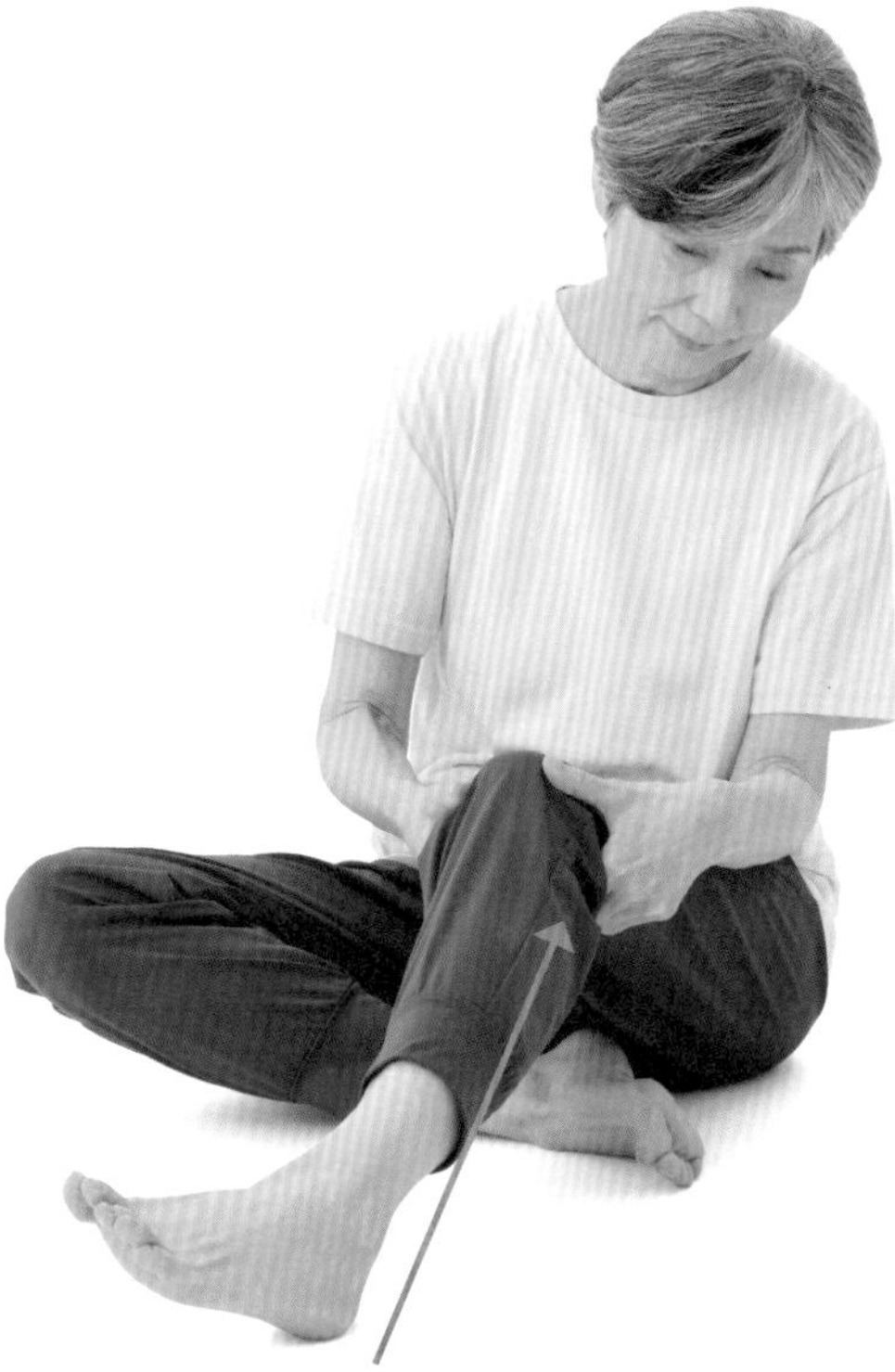

1 片膝を曲げ、逆の膝の裏側に両手を添えます。つま先を内側に向け、すね全体が内側を向くようにします。

2 足を滑らせるようにして手で引き寄せ、膝の曲げ伸ばしをします。10回繰り返したら、反対の足も同様に。

呼吸

動かしているときも自然に呼吸を続けます

ここがポイント!

つま先が外側を向かないように気をつけます。

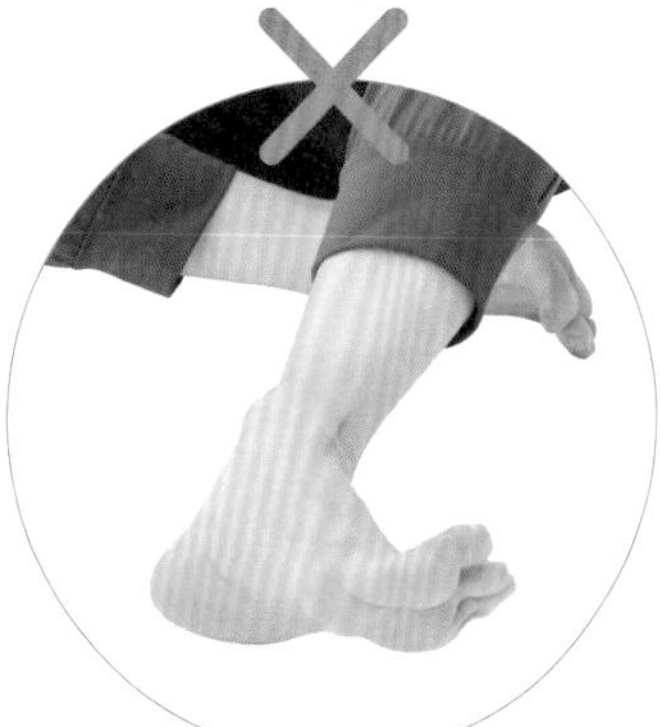

動画でチェック!

たまのお出かけの後、膝の内側が痛くなる

をスッキリ！

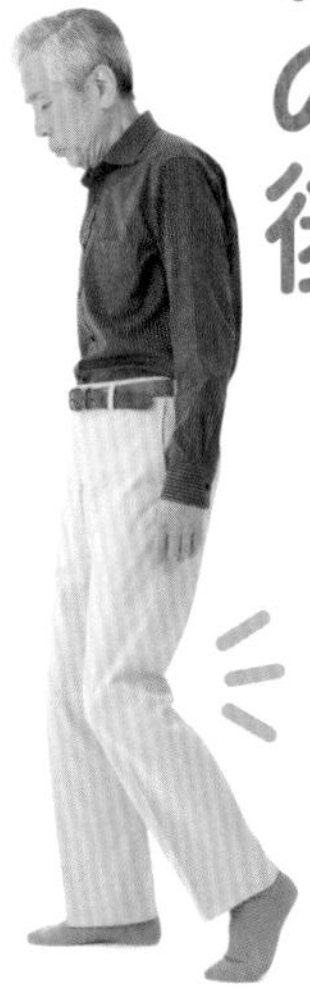

こんな悩みにも

- 足のラインが悪くなった
- 片足でバランスがとりにくい

ねらい 内ももを伸ばして膝の不自然な曲がりを解消する

お客様から「歩いた後に〝膝の内側〟が痛くて……」と相談を受けることがあります（もちろんお医者さんに行ったあとでのご相談ですよ）。

股関節や足首の動きのちょっとした変化が、膝に余計な負担をもたらします。膝まわりの筋肉に疲れがたまり、硬くなると伸びにくさが出ます。すると、常に膝が中途半端に曲がった状態になり、体重がかかりやすくなって、さらに膝まわりの筋肉の負担が増えます。

なかでも気をつけたいのは膝の内側。たくさんの筋肉が集まっており、炎症が起こりやすい場所です。長時間の歩行などをきっかけに、痛みが出がちなので、しっかりケアしましょう。

ここを動かすよう意識して！

「薄筋」は、骨盤から始まり、他の筋肉とまとまるようにして膝の内側についています。内ももの筋肉群である「内転筋群」にも含まれますが、この薄筋のみ膝の関節の動きに直接的に関わります。硬くなりやすい筋肉で、「膝が伸びない」という方は、ずばりこの薄筋が伸びにくくなっています。ここの硬さがとれると、歩くさいのバランスがぐんとよくなります。

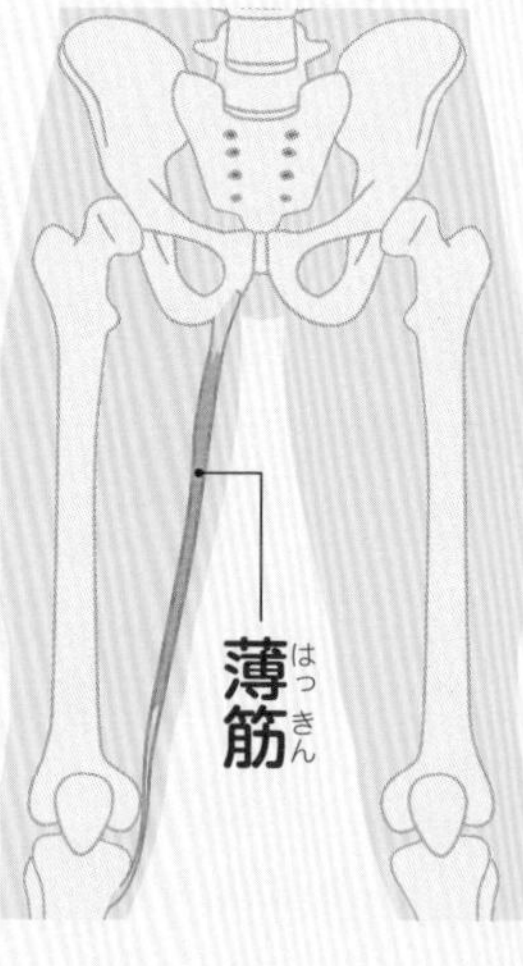

静的ストレッチ

足伸ばしゴメンネストレッチ

難易度 ★★ふつう　回数 10秒×3セット

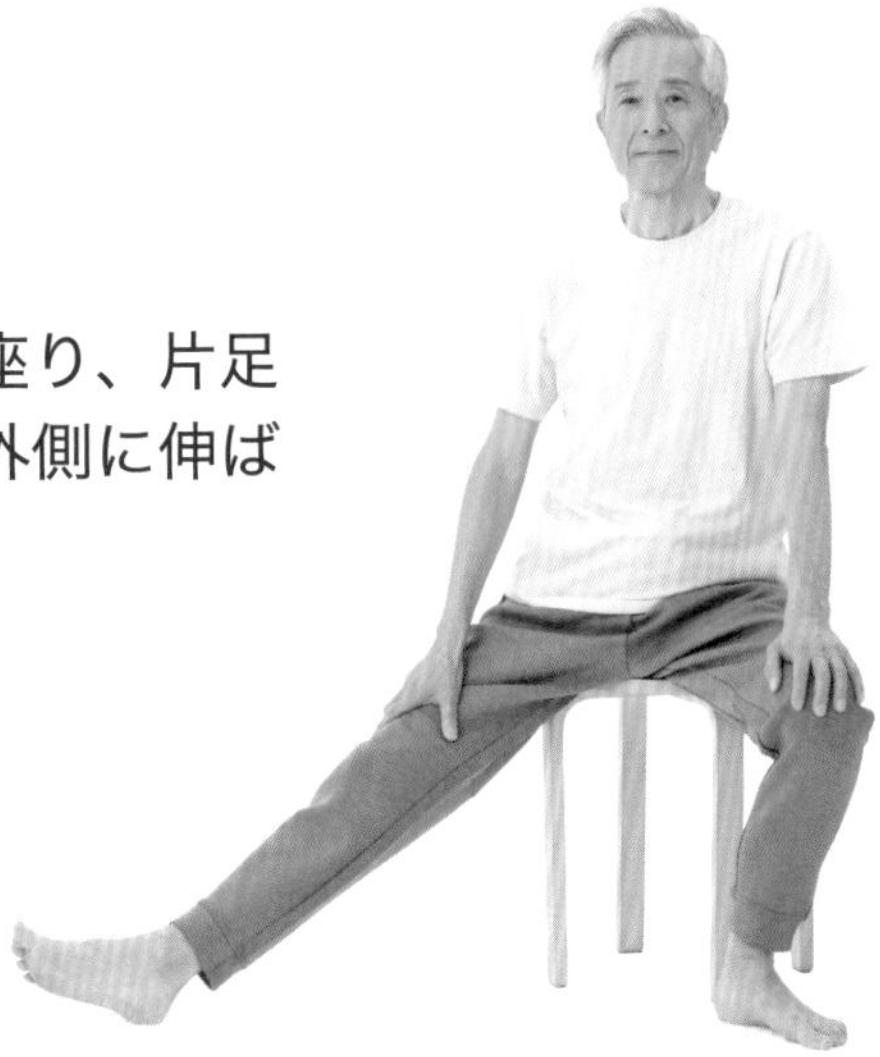

1

椅子に座り、片足を斜め外側に伸ばします。

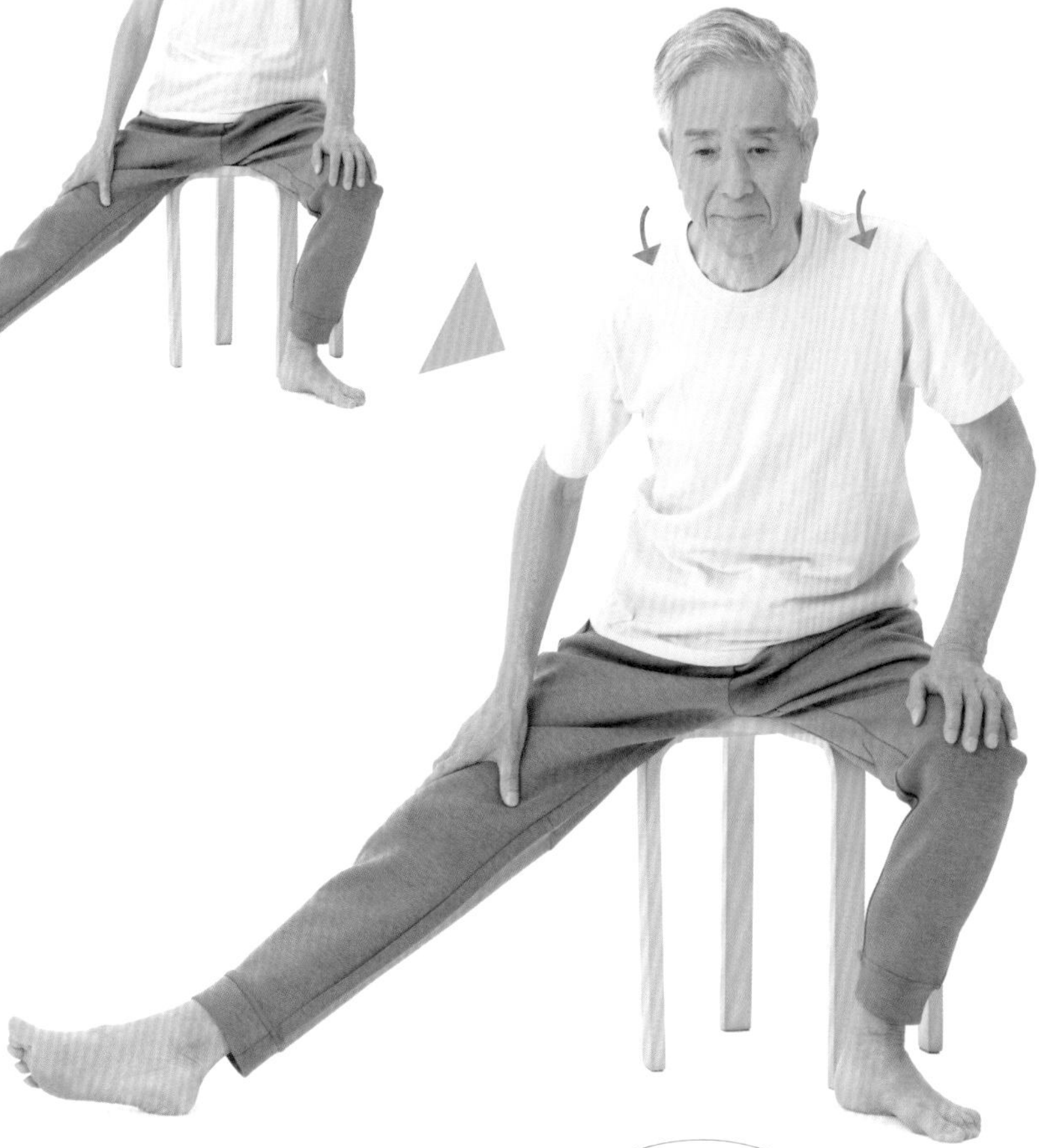

2

上半身を少し前に倒し、膝の内側と太ももの内側を伸ばして、10秒キープします。

呼吸

伸ばしている間、自然に呼吸します

ここがポイント！

膝のお皿は真上を向くように。上半身を前に倒すときも、お皿が前に倒れてこない範囲で行います。

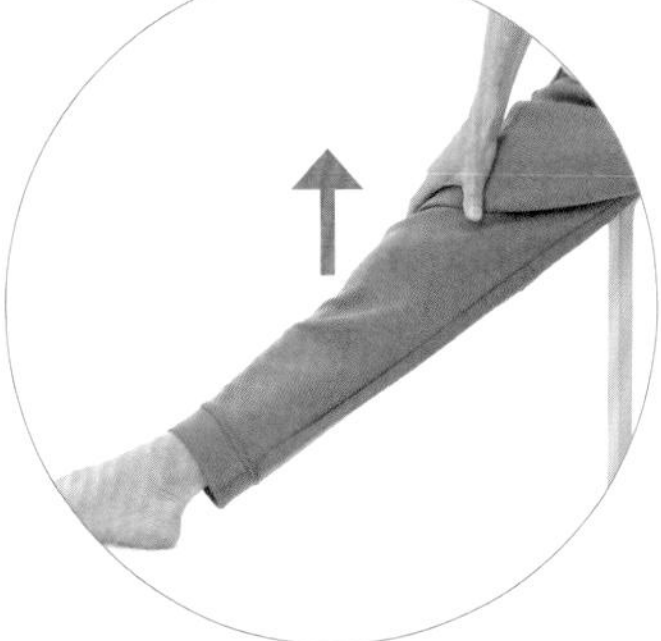

動画でチェック！

足のお悩み 4

歩くときの一歩一歩が遅くなってきた をスッキリ！

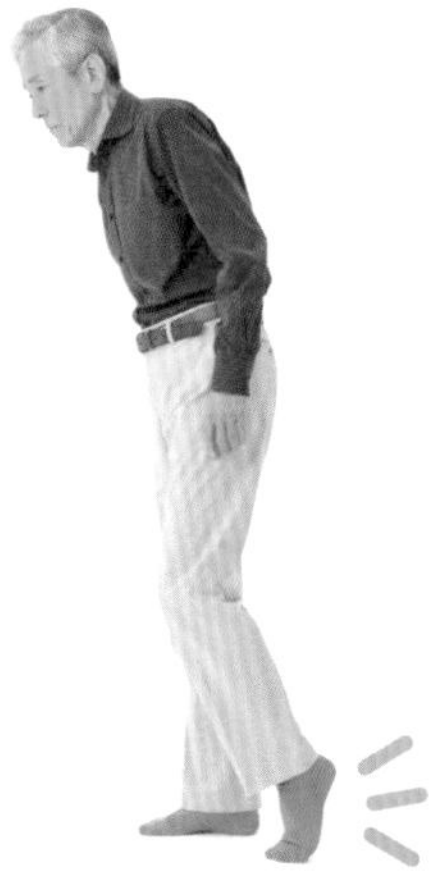

こんな悩みにも

- 歩くときに蛇行してしまう
- 歩いていると膝や太ももが疲れる

ねらい 足首周囲の硬さをとって体の運びをスムーズにする

「なんだか、昔よりも歩幅が小さくなった気がする」そんな覚えはないでしょうか？

　原因の一つが足首の硬さです。人は足首がよく動き、地面をしっかり蹴り、足裏で体重を支えることで歩幅を確保できて、ぐんぐん進めます。足首の可動域が狭いと、体を前にスムーズに運べず、いつの間にか、ノロノロとした歩き方になります。

　足首の関節は自由度が高いため、本来の正しい動かし方から外れても歩くことは可能です。とはいえ、つま先が地面に引っかかりやすくなったり、左右の可動域の差が膝や腰へのストレスになったりします。

　かかととアキレス腱のまわりにある筋肉の束を直接手でほぐして、足首を柔らかくしましょう。

ここを動かすよう意識して！

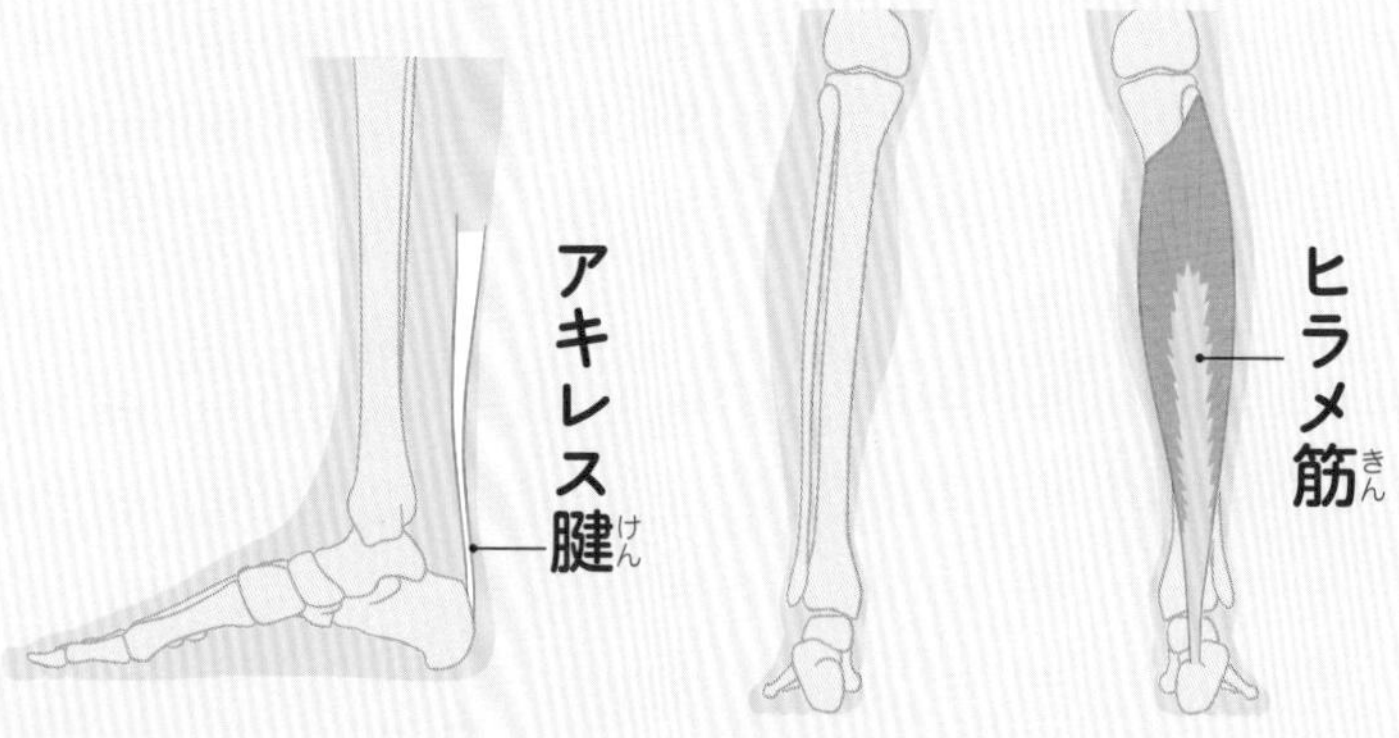

「アキレス腱」。ご存じ、ふくらはぎとかかとをつないでいる腱です。腱とは〝筋肉が骨につく部分〟であり、アキレス腱は人体のなかで、もっとも大きな腱です。「ヒラメ筋」は、アキレス腱がつないでいるふくらはぎの筋肉の一つで、つま先を下に向ける動作に働きます。この筋肉も意識しながらケアすると効果的です。

かかとほぐし

難易度 ★やさしい　回数 左右20～30秒×2セット

1

内くるぶしからかかとにかけてを、痛くない程度の力で20～30秒ほぐします。反対の足も同様に。

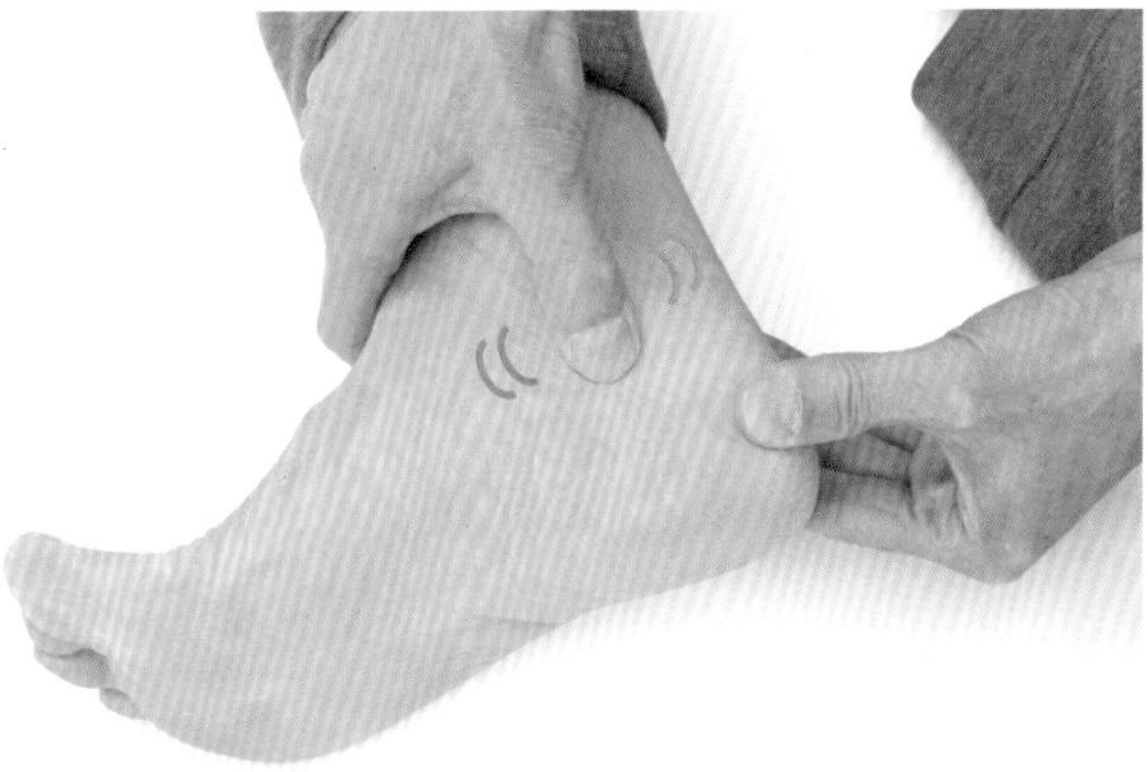

動画でチェック!

アキレス腱ほぐし

難易度 ★やさしい　回数 左右20～30秒×2セット

1

アキレス腱のまわりをつまみ、痛くない程度の力で20～30秒ほぐします。反対の足も同様に。

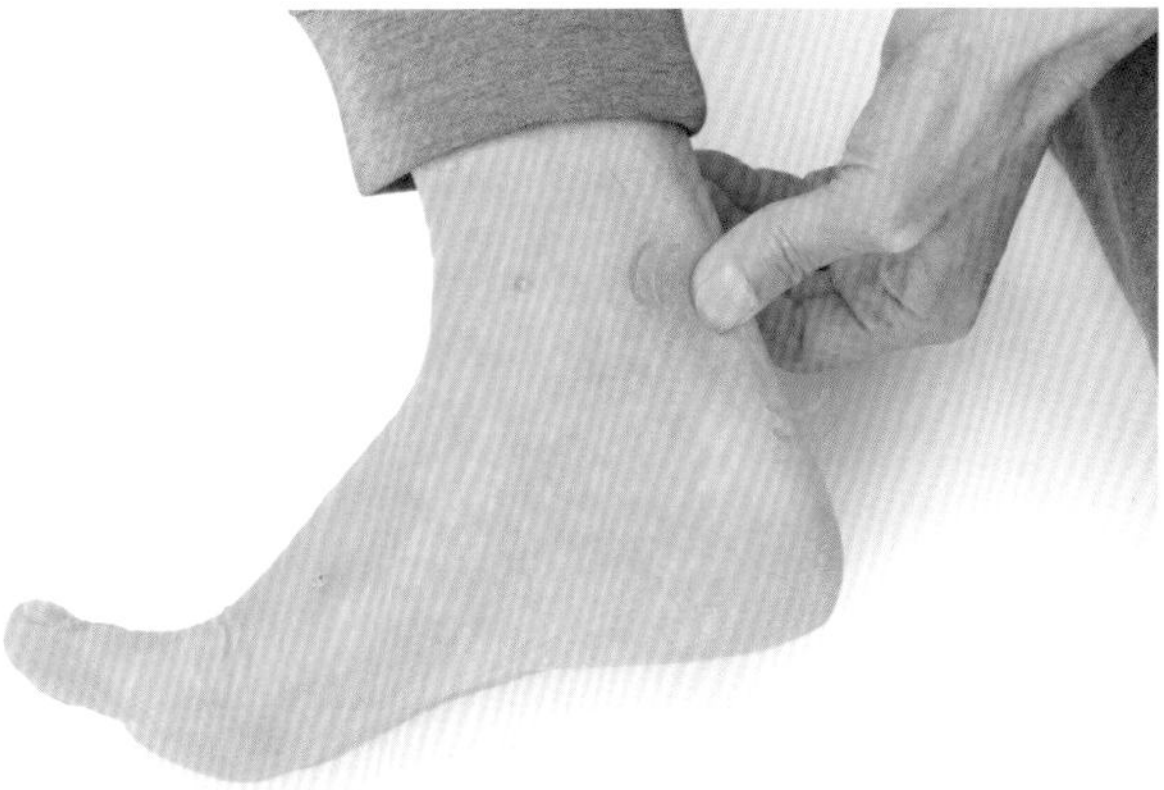

ここがポイント!

床や椅子に座り、やりやすい体勢で行います。

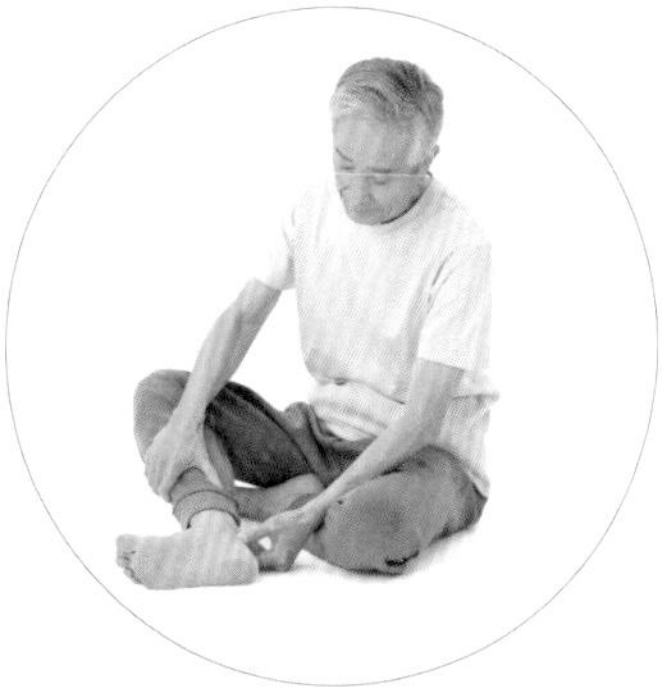

動画でチェック!

足のお悩み 5

夕方になると、ふくらはぎがむくんでパンパンに

をスッキリ！

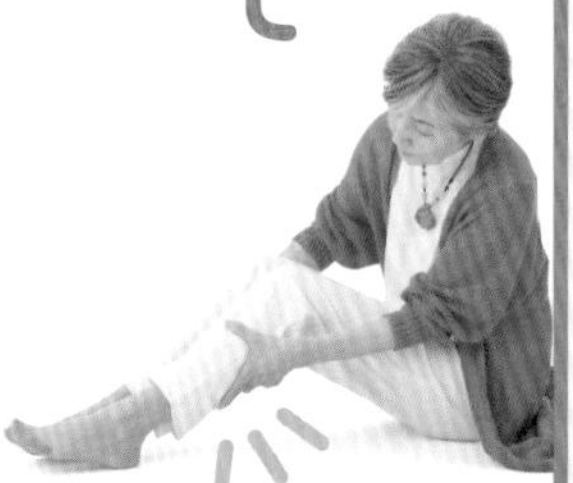

こんな悩みにも

・靴を履くのがキツイ
・足が重だるい

ねらい むくみの原因となる水分を流して、毛細血管やリンパ管での吸収を促す

「むくみ」は血流の悪さが原因で発生します。毛細血管やリンパ管に吸収される水分量が減ることで、体のなかの余分な水が皮下にたまったりするのです。水分は重力で下に集まるので、とくに下半身はよくむくみます。

筋肉量が減ったり、心肺機能が低下したりすると、血液の循環力が落ちるので、以前よりもむくみが出やすくなります。座っているのが楽だからと、ず～っと立たないままでいると、じわじわと腫れぼったくなってきます。

積極的に筋肉を動かして血液循環を促しましょう。余裕があれば先に紹介した太もものストレッチ（60ページ）なども行って、体全体の血流を改善してください。

ここを動かすよう意識して！

「腓腹筋」はふくらはぎを形づくる筋肉の一つです。膝の裏側、太ももに近いところからかかとまでについています。役目はつま先を下に向けることで、歩くときの体重移動や、つま先立ちになるときに働きます。ここがむくみで張った状態になると関節が動く幅も狭くなるため、重だるさを感じたら積極的に動かして早めに改善しましょう。

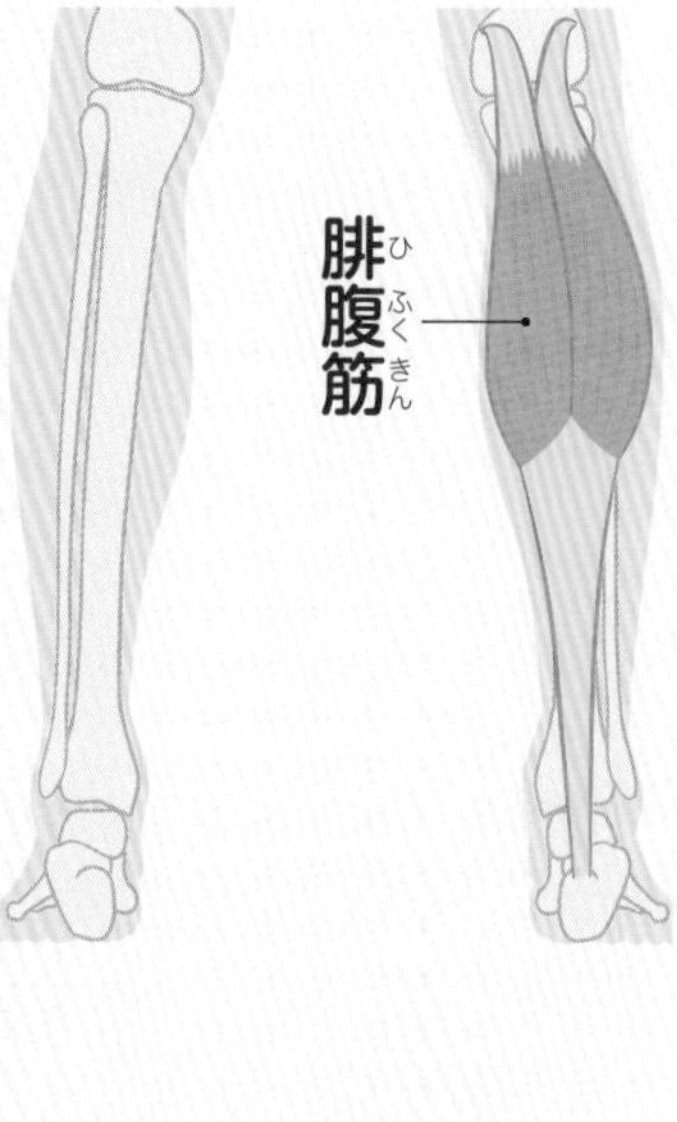

筋トレ

つま先&かかと立ち

難易度 ★★ふつう　回数 10回×3セット

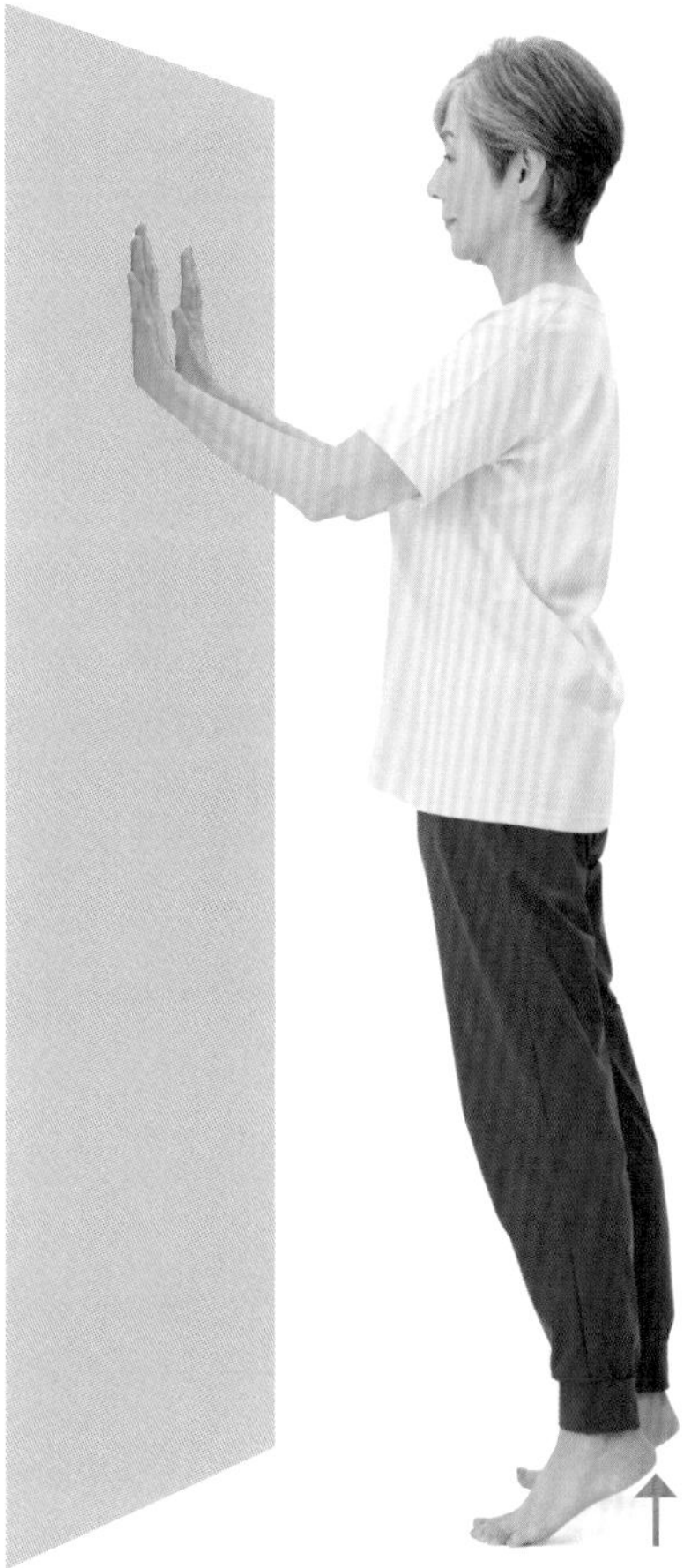

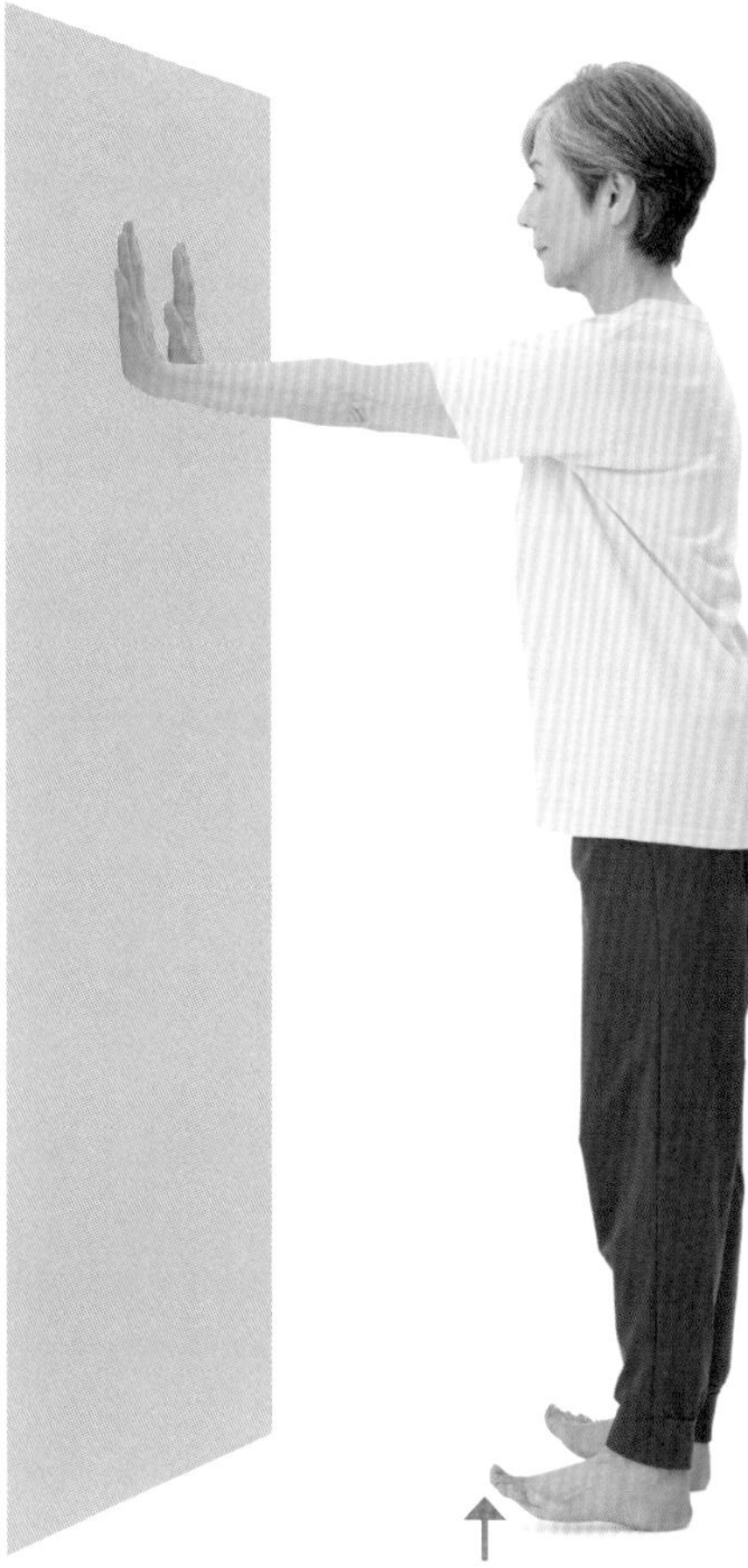

1 椅子の背もたれや壁を支えにして立ち、背伸びするようにかかとを持ち上げます。

2 かかとを下ろしたら、つま先を上げて、下ろします。これを10回繰り返します。

呼吸

動かしているときも、自然に呼吸を続けます

動画でチェック!

ここがポイント!

かかとを持ち上げるときは、足の指で床を踏むようにします。

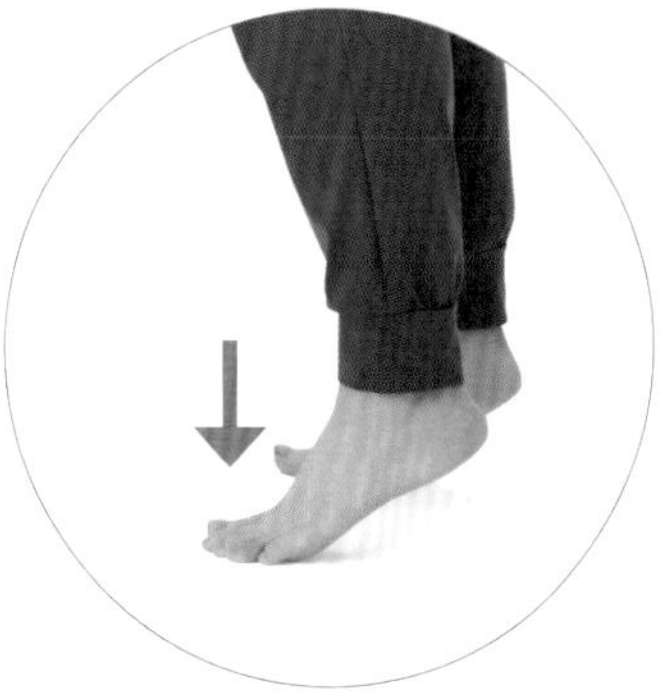

ショボショボする「疲れ目」がなかなかとれない

をスッキリ!

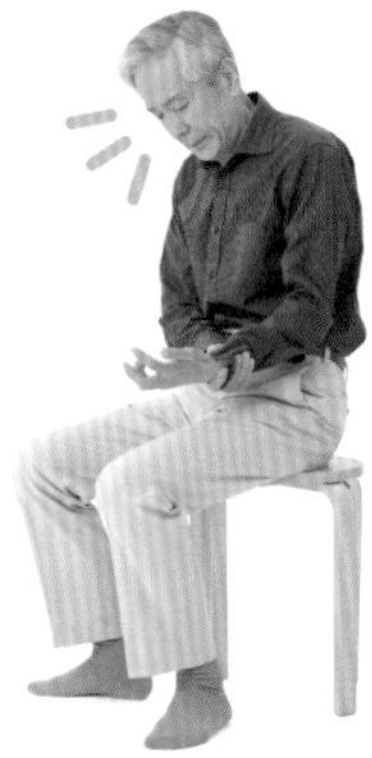

こんな悩みにも

- まぶたが重い
- 寝ても目の疲れがとれづらい

ねらい

額の筋肉をほぐして目のまわりの筋肉の血流をアップ!

人の目は、四十歳前後から近くのものが見えづらくなってきます。これは、目のピントを合わせる「水晶体」と呼ばれる部位が、年齢を重ねるにつれて硬くなることで生じます。いわゆる「老眼」です。

ピントが合いづらいなかで、一生懸命、スマホや新聞の小さな文字を追ったりすると、集中するあまり瞬きが減り、目のまわりの筋肉は緊張しっぱなしになります。

目はもともとが、一休みを忘れて長時間使い続けてしまいがちな部位。そこに老眼が加われば「眼精疲労」一直線です。

疲れ目に悩んでいる方は、まずはイタ気持ちよい程度の強さで、目のまわりの筋肉にじっくりと圧をかけて、リラックスさせてあげましょう。

ここを動かすよう意識して!

前頭部から額にかけてあるのが「前頭筋」です。ここが動くことで、額にしわができたり、眉毛が上がったりします。瞼ともつながっているため、目の使いすぎで瞬きが減ると、自然と前頭筋の血流も滞ります。じつは「猫背」でも硬くなってしまう筋肉なので、姿勢に注意し、背中の筋肉の柔らかさを保つことも重要です。

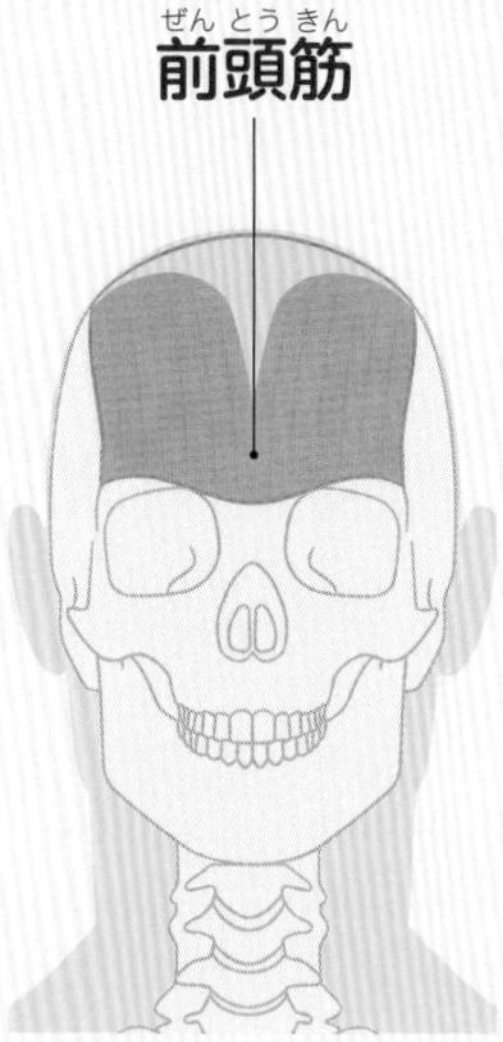

リリース

おでこほぐし

難易度 ★やさしい　回数 1～2分程度

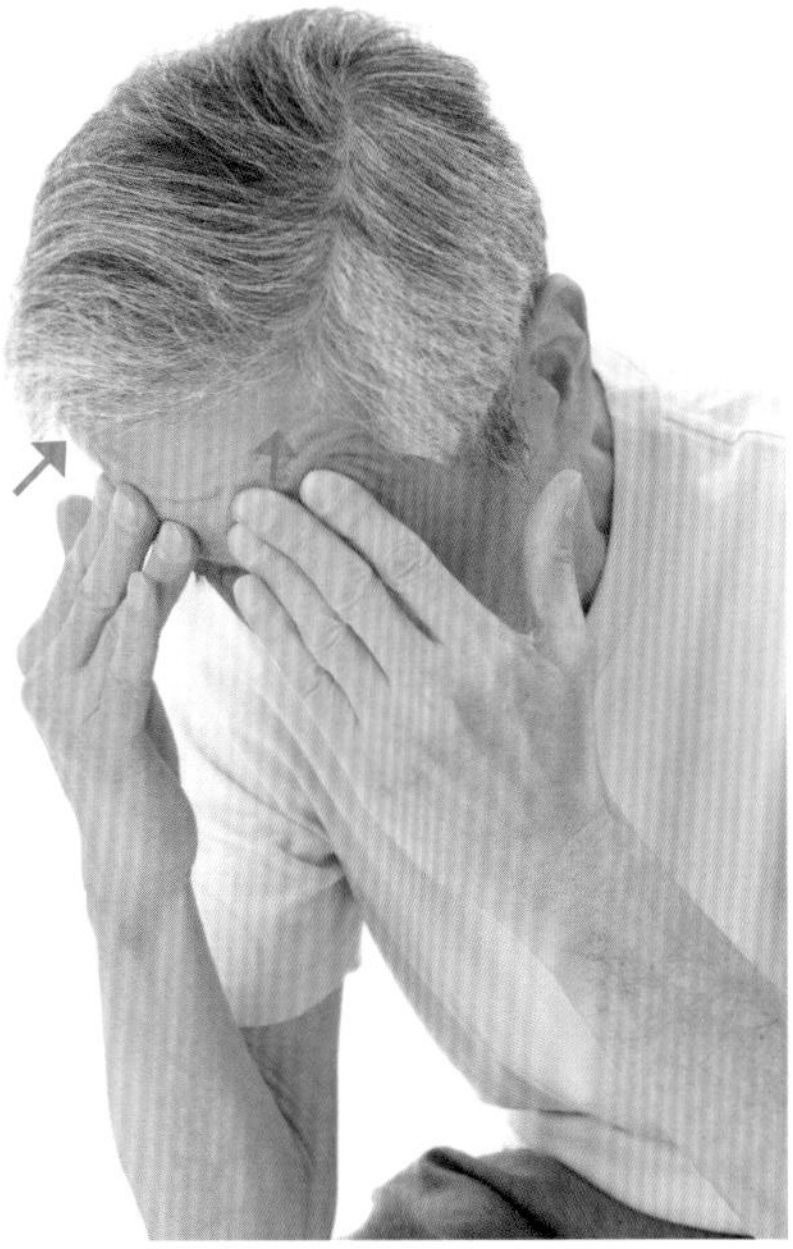

1 指先を眉の上、額に添えて圧をかけます。

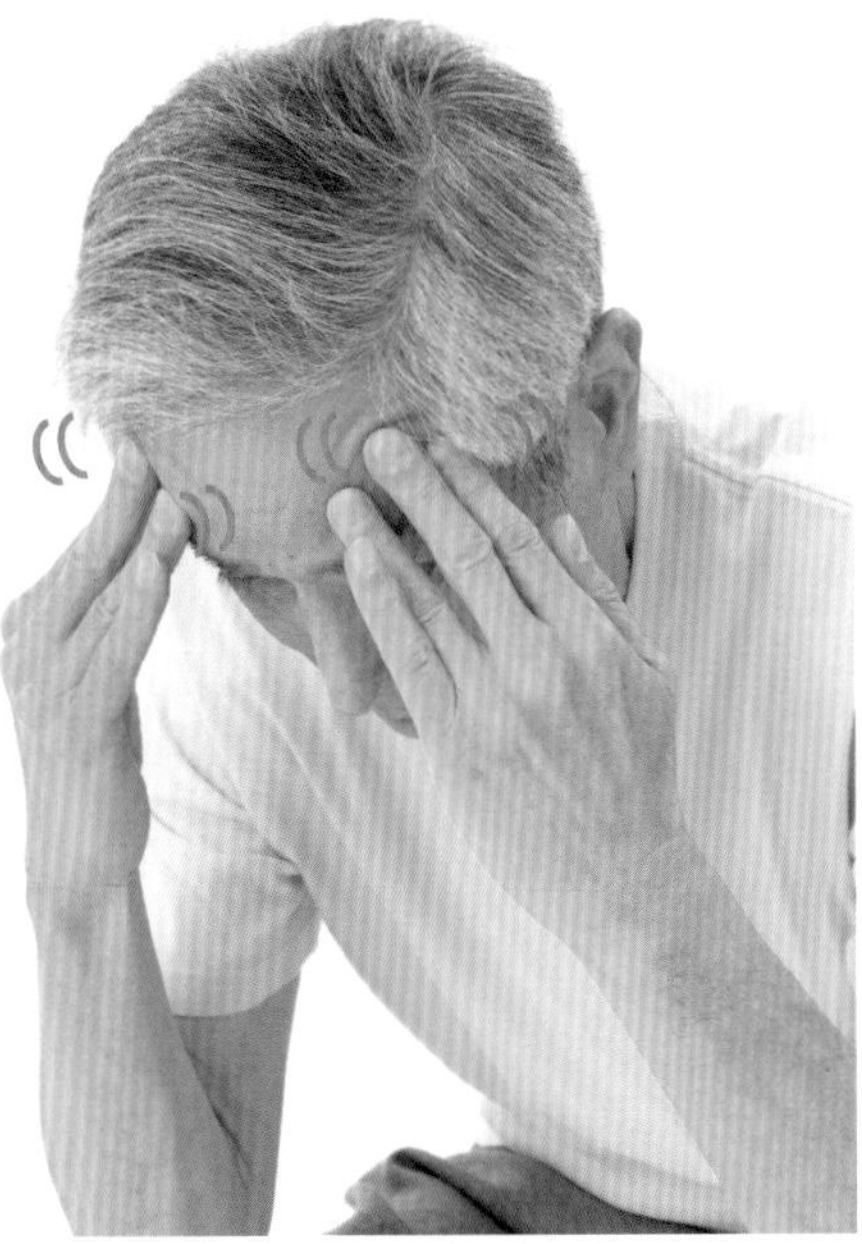

2 指を当てる位置をずらし、こめかみの辺りまでを目安に1～2分ほぐします。

ここがポイント!

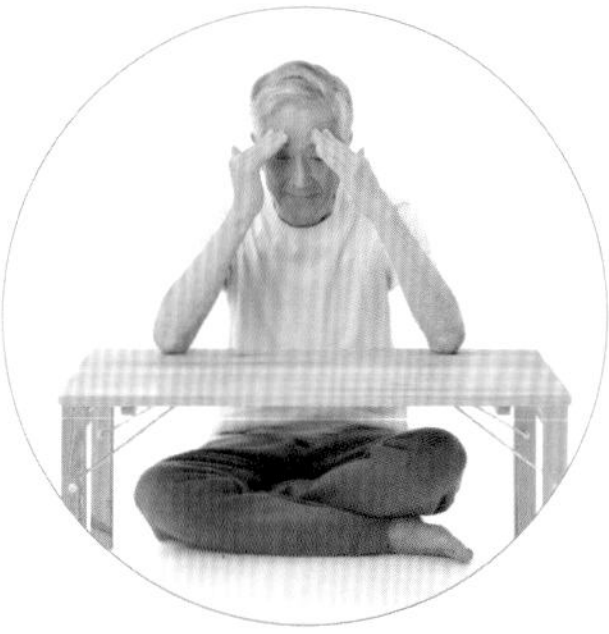

テーブルなどを使って腕を安定させるとラクにできます。

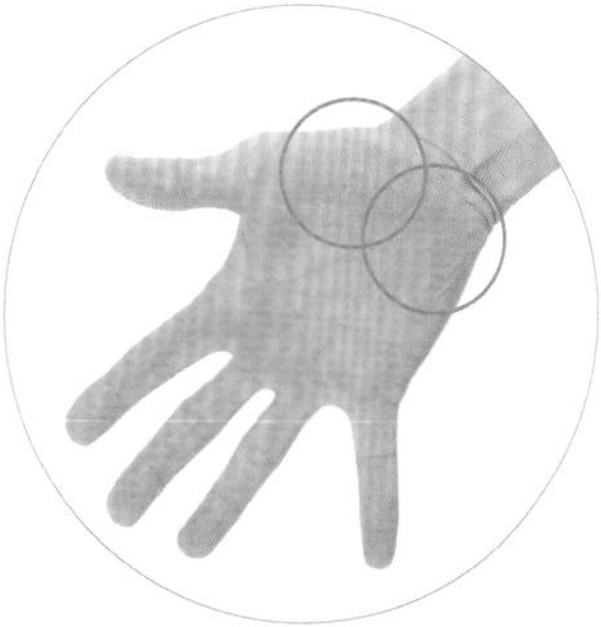

手のひらの付け根で押しても、よく効きます。

動画でチェック!

目・頭のお悩み 2

頭が前に突き出してあごが浮いてしまう をスッキリ！

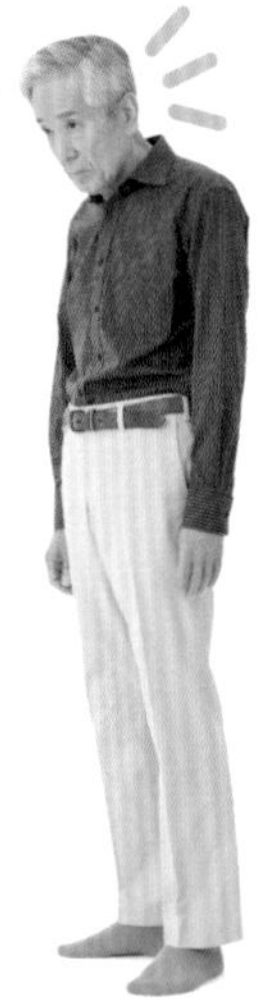

こんな悩みにも

- 猫背
- 肩がこる
- 肩より前に耳がある

ねらい 首まわりの筋肉を動かして頭の位置を意識しなおす

「いつのまにか背が低くなった、目線が低くなった」という方は頭の位置が前に突っ込み、胴体の上にきちんとのっていない可能性アリです。

頭の重さは体重の8～10％にもなります。その重さは普段、背骨という柱にのっています。頭が柱から落ちないよう、位置を固定しているのは首まわりの筋肉。その筋力が落ちると、弱い力で頑張って頭を支えるために常に緊張状態が続くようになります。そうなれば、ますます働きは弱くなり、頭の位置が前に出てきます。

あごの先が胸の前に浮いている感覚があるなら、改善を目指しましょう。首まわりの筋肉に加え、首を支える背中や肩甲骨周辺の筋肉も動かすのが効果的です。

ここを動かすよう意識して！

「胸鎖乳突筋」は、首を前側から支え、うなずくような動作、首を左右にひねる動作、横に傾ける動作のさいに働きます。一度、頭が前に出るようになると、各部位の位置関係が変わってしまい、この筋肉は本来の力を発揮できなくなります。エクササイズのさいは、力を入れることよりも、頭の位置を戻すような感覚を持つことを意識してください。

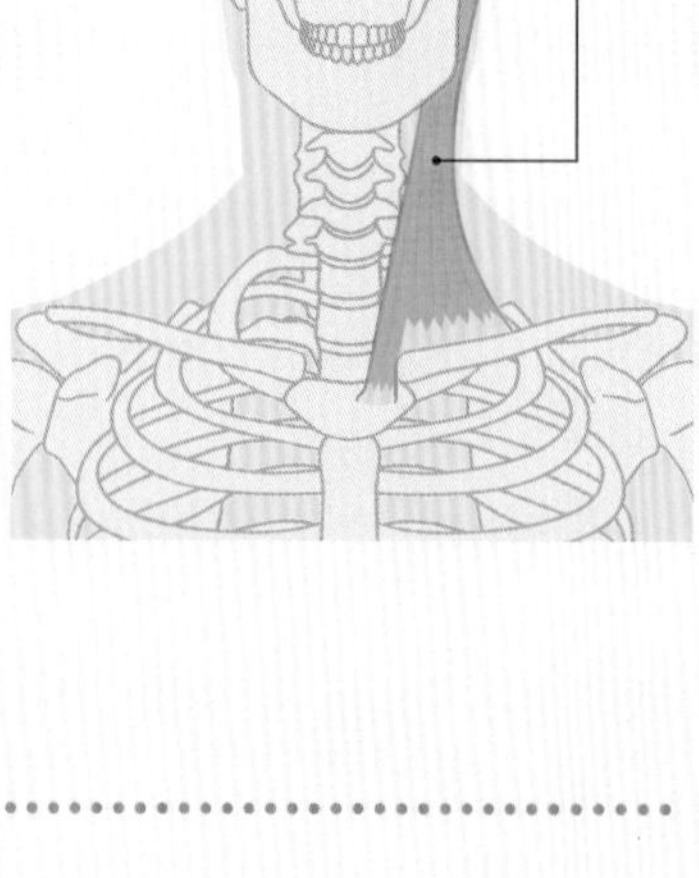

タオルde頭まっすぐ

難易度 ★★ふつう　回数 3～5回×2セット

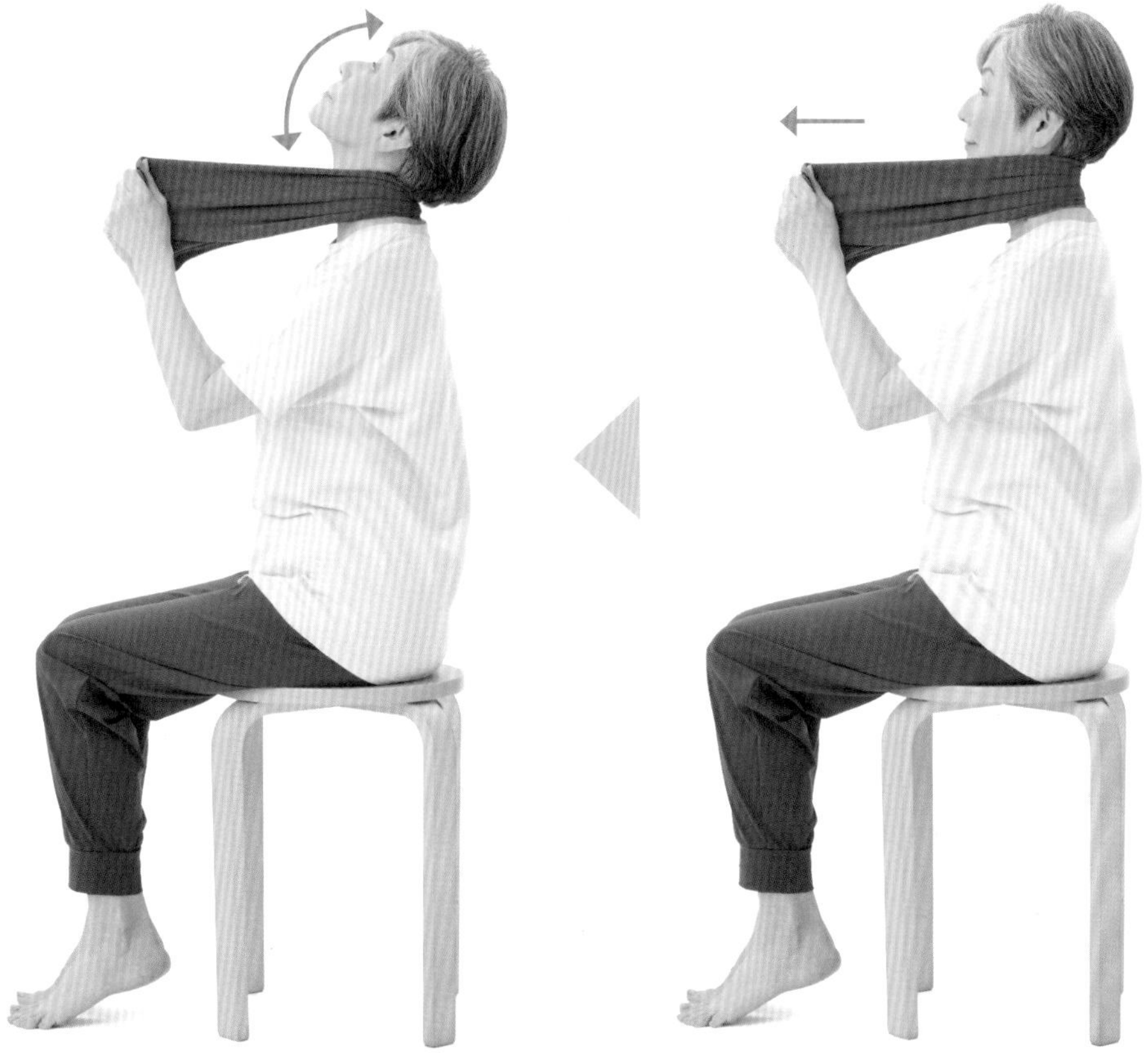

1 椅子に座って背筋をできるだけまっすぐに伸ばします。首の後ろにタオルをかけ、手で前に軽く引っ張ります。

2 頭を少し上に向け、数秒したら元の位置に頭を戻します。3～5回繰り返します。

呼吸

動かしているときも
自然に呼吸を続けます

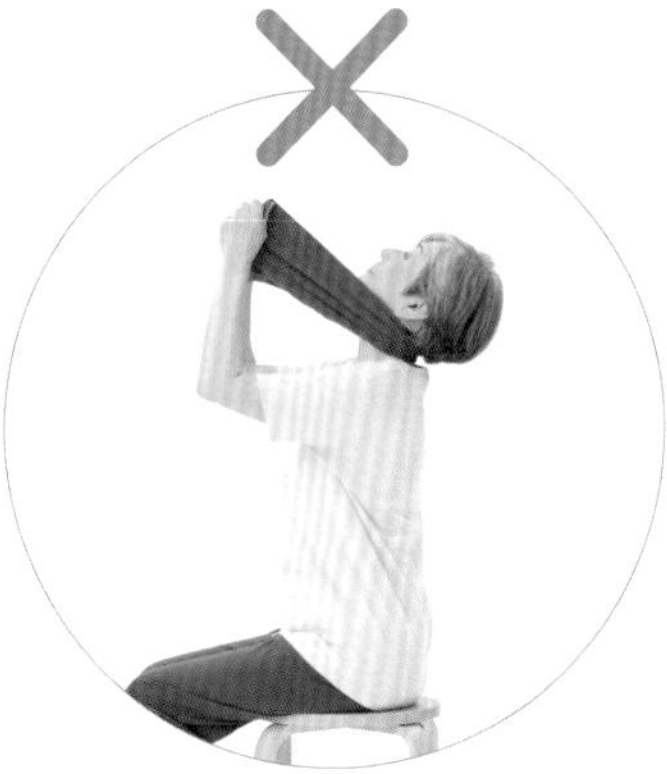

ここがポイント!

頭を上に向けたときに、背中が反らないように。無理に上を向かず、少しずつ角度をつけます。

動画でチェック!

おわりに

フィットネス先進国アメリカの最新トレンドは「ストレッチ」？

日本国内には約13万店の整体・マッサージ店がありますが、そのうち「ストレッチ専門店」はごくわずかです。また、ストレッチ店はリラクゼーションサロン（癒しを提供する場所）と認知なさる方も多いのですが、じつは、アメリカでは「フィットネスの一つ」に位置付けられています。

世の中では「運動が嫌い、苦手な人」がほとんどで、日本のフィットネス人口（フィットネスクラブ利用者÷国内人口数）は、何十年も3～4％台にとどまっています。それに対し、フィットネス先進国のアメリカは約19％、イギリスは約14％。「日本もフィットネスブームが来てるのに、なんで3～4％なの？」と思われるかもしれませんが、「入会はしてみたが、続かなかった」という人があまりに多いのです。「運動を習慣化する」というのはそれだけ難しいのです。

さて、アメリカでは2015年ごろから「ストレッチ専門店」が急増しており、なかでもストレッチの世界的権威であるブラッド・ウォーカー氏が監修する「StretchLab（ストレッチラボ）」は、全米に300店舗を出店する、世界最多数のストレッチスタジオとなっています。会員の利用目的は「慢性的なコリ・疲れの解消」「姿勢改善」「運動しやすい軽やかな体づくり」と、日本と同様です。アメリカ人も日本人も同じ人間ですから、当然、歳をとれば関節の不調や筋力低下に悩みます。それらの解決のために、アメリカ人はフィットネス、とくにずっと続けられる運動であるストレッチを選んでいるのです。

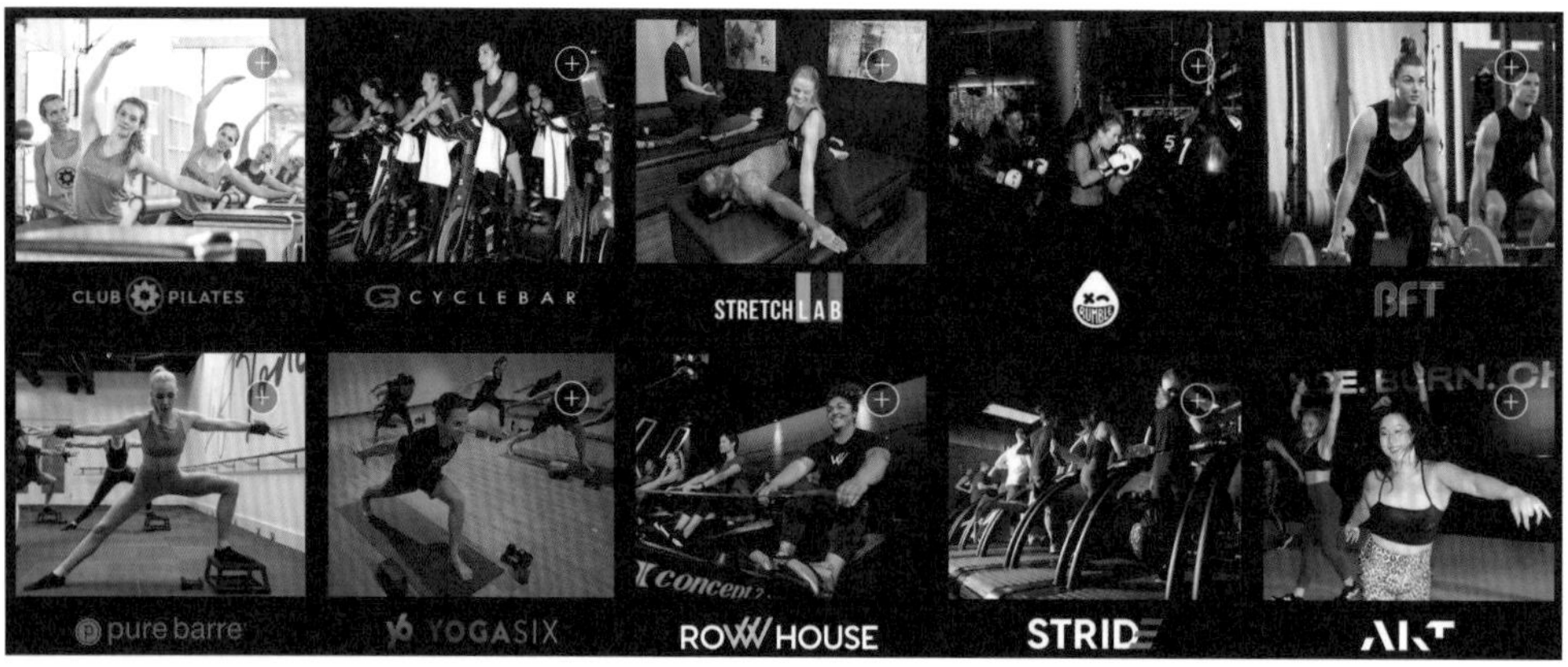

これまで、フィットネスクラブは総合型（プールやジャグジーがあるような大型のスタジオ）が多かったが、最近では「ブティックスタジオ」と言って、サービス特化型のフィットネスが世界的なトレンド。なかでもX ponential社（アメリカ・カリフォルニア）は世界最大級の2,500スタジオを世界中で展開し、10種類のブランドを保有している。ピラティス、ボクササイズ、バレエエクササイズ等々あるなかで、最も急拡大しているブランドが「StretchLab」。https://www.xponential.com

LIVE LONG & SET YOUR BODY FREE

一生涯、自由で快適なカラダを

「お隣に住むおばあちゃんが、最近認知症になって夜中に徘徊し始めたのよ。そのお世話をすることもあるんだけど、おばあちゃんのお子さんは近くに住んでいるのに、全然助けにこない。あげくの果てに、マンションの管理人を通じて『今度徘徊したら警察を呼んでください』って言われたの。ほんと悲しくなったわ」

これは、しばらく前に知人が話してくれたことなのですが、まだ続きがあり、なんと、そのお子さんはお医者さんだ、とのこと！　一部のお医者さんが、患者さんに「その不調は加齢に伴うものですから」と突き放すような言葉を使ってしまうのは、百歩譲ってしかたないとしても、この息子さんは自分の親に対しても「加齢に伴う……」と切り捨てているのだろうか、と感じてしまいました。

認知症予防だけでなく、高齢者のさまざまな不調に対し、軽い運動が効果的、というのは論文や研究によって明らかにされています。読者のみなさんが、高齢のご家族をお持ちでしたら、ぜひ親身になって運動を薦めていただければと思います。また、ご自身が70代、80代なのでしたら、真剣に「予防」に取り組んでいただきたいと思います。それはご自身の「一生涯現役」の想いを叶えるのと同時に、心ある周りのご家族、お友達、ご近所の方々をも救うことにつながります。

「LIVE LONG & SET YOUR BODY FREE」、これは先ほどお話したアメリカ・カリフォルニア発祥のストレッチスタジオ「StretchLab」のコンセプトです。日本語に訳せば「一生涯、自由で快適なカラダを」となるでしょうか。すばらしい言葉です！　本書が「自由で快適なカラダ」を維持、あるいは取り戻す一助になることを願っています。

2023年7月　山口晃二

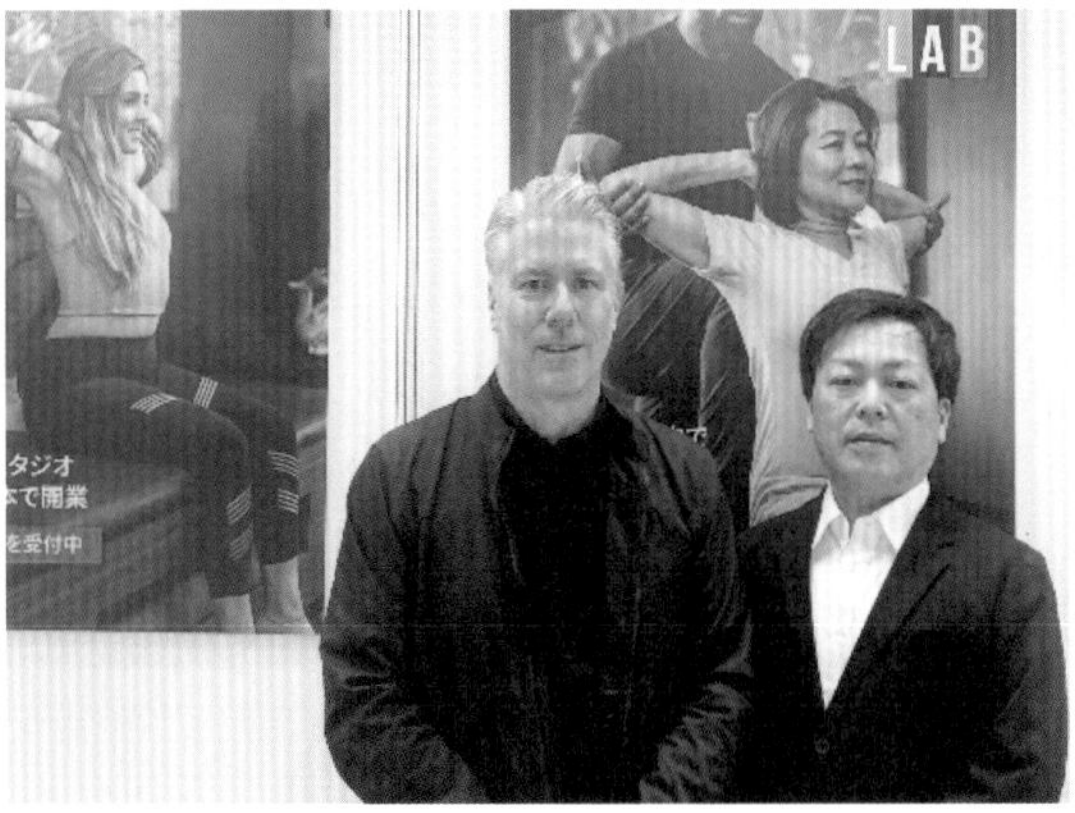

「StretchLab」本部、Xponential社 上級副社長 John Kersh氏と「ストレッチラボ・ジャパン」本部アドバイザーの著者（2023.3.3撮影）

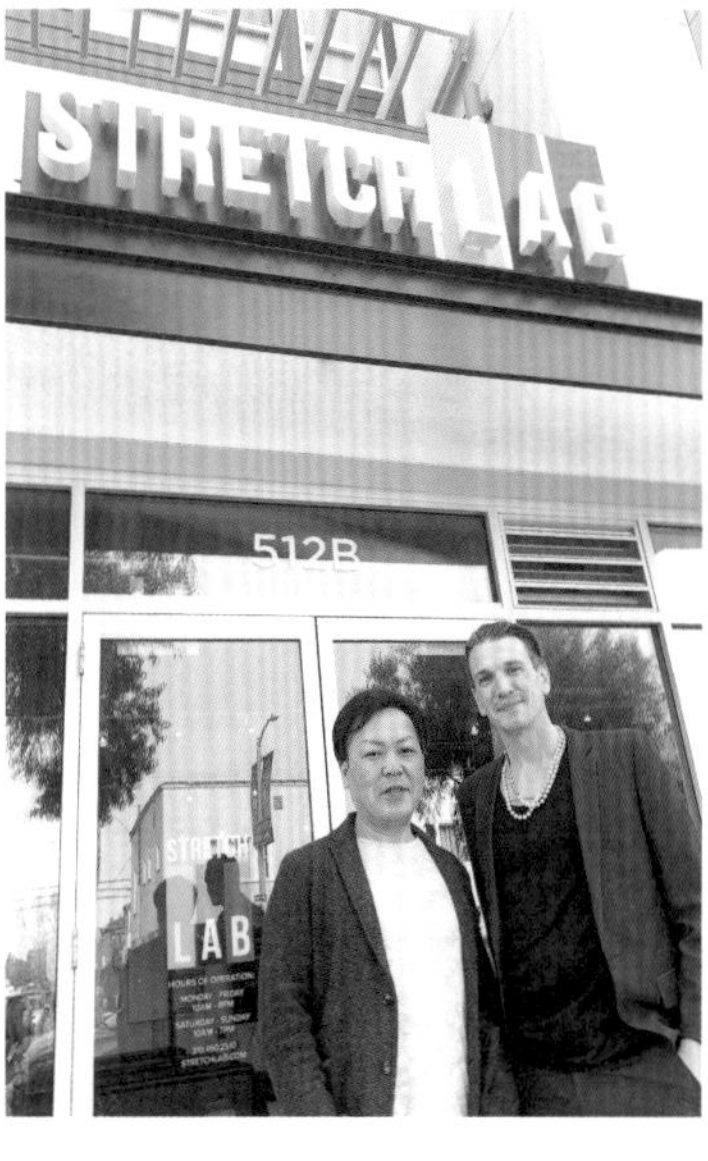

世界最大300店舗超のストレッチスタジオStretchLab1号店は、カリフォルニア・ベニスビーチ店。同店マネジャーと著者。StretchLabアメリカ本部公式サイト https://www.stretchlab.com

著 **山口晃二** やまぐち・こうじ

ストレッチ専門店「ストレチックス」本部代表／
世界最多数ストレッチスタジオ「StretchLab」
日本本部アドバイザー

1975年、新潟県生まれ。介護予防・予防医療の促進を目的に2014年に住宅街立地型のストレッチ専門店「ストレチックス」１号店を東京・大塚に開業し、現在12店舗を全国展開中。アメリカ・カリフォルニア発祥、全米300店舗超を展開中のStretchLab（ストレッチラボ）日本本部のアドバイザーに就任、2023年夏の日本1号店開業をサポートする。

協力 **渡辺久進** わたなべ・ひさし

「ストレチックス」本部研修マネージャー

大手フィットネスクラブにて約10年間、トレーニングプログラム作成指導、高齢者施設での出張エクササイズ指導等を経験。現在は、ストレチックス本部研修マネージャーとして、店舗トレーナーへの技術・知識研修を担当。NESTA-PFT ／ NESTA　ダイエットビューティースペシャリスト／ NESTAゴルフコンディショニングスペシャリスト。

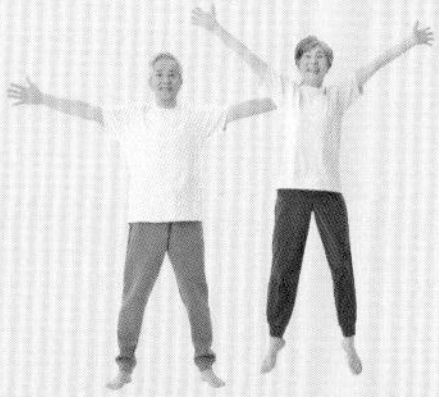

70歳からのかる～い
1分筋トレ＆ストレッチ

2023年7月20日　第１刷発行

著　者　山口晃二
発行者　河地尚之
発行所　一般社団法人 家の光協会
〒162-8448
東京都新宿区市谷船河原町11
電話　03-3266-9029（販売）
03-3266-9028（編集）
振替　00150-1-4724
印　刷　図書印刷株式会社
製　本　図書印刷株式会社

ISBN978-4-259-56766-8 C0077